病理像 + 内镜·CT·MRI

临床医生需要知道的
消化病理
读片技巧

【主编】

（日）福嶋敬宜 日本自治医科大学附属医院病理诊断部
（日本自治医科大学附属病院病理诊断部）

（日）太田雅弘 日本台东区立台东医院综合诊疗科
（日本台東区立台東病院総合診療科）

（日）山本博德 日本自治医科大学附属医院消化中心内科部
（日本自治医科大学附属病院消化器センター内科部門）

【主译】

王业涛 汪 旭

【主审】

张 黎 陈振煜

北方联合出版传媒（集团）股份有限公司
辽宁科学技术出版社

©2025 辽宁科学技术出版社。
著作权合同登记号：第 06-2020-79 号。

图书在版编目（CIP）数据

临床医生需要知道的消化病理读片技巧: 病理像＋内
镜·CT·MRI，一目了然！ /（日）福嶋敬宜，（日）太田
雅弘，（日）山本博德主编；王业涛，汪旭主译. 一沈
阳：辽宁科学技术出版社，2025.4

ISBN 978-7-5591-3037-2

Ⅰ.①临… Ⅱ.①福… ②太… ③山… ④王… ⑤汪…
Ⅲ.①消化系统疾病—病理学 Ⅳ.① R570.2

中国国家版本馆 CIP 数据核字（2023）第 092617 号

出版发行：辽宁科学技术出版社
　　　　　（地址：沈阳市和平区十一纬路 25 号　邮编：110003）
印　刷　者：沈阳丰泽彩色包装印刷有限公司
经　销　者：各地新华书店
幅面尺寸：185mm×260mm
印　　张：11.5
字　　数：200 千字
出版时间：2025 年 4 月第 1 版
印刷时间：2025 年 4 月第 1 次印刷
责任编辑：丁　一　卢山秀
封面设计：袁　舒
版式设计：袁　舒
责任校对：闻　洋

书　　号：ISBN 978-7-5591-3037-2
定　　价：168.00 元

联系电话：024-23284363，15998252182
投稿信箱：191811768@qq.com

主编、执笔者名单

■ 主　编 ■

福嶋敬宜　　日本自治医科大学附属病院病理診断部

太田雅弘　　日本台東区立台東病院総合診療科

山本博徳　　日本自治医科大学附属病院消化器センター内科部門

■ 执　笔 ■（按撰写順序）

福嶋敬宜　　日本自治医科大学附属病院病理診断部

三浦義正　　日本自治医科大学附属病院消化器センター内科部門

佐々木素子　日本金沢大学医薬保健研究域医学系 形態機能病理学

牛尾　純　　日本自治医科大学附属病院消化器センター内科部門

翻译、主审名单

■ 主　译 ■

王业涛　汪　旭

■ 主　审 ■

张　黎　同济大学附属东方医院

陈振煜　南方医科大学南方医院

■ 译者名单 ■（按姓氏笔画排序）

王业涛　中国科学技术大学附属第一医院（安徽省立医院）

艾新波　珠海市人民医院消化内科

刘国伟　常州明镜医院

李异玲　中国医科大学附属第一医院

杨　帆　中国医科大学盛京医院

吴梓雷　黑龙江农垦建三江人民医院

汪　旭　中国医科大学附属第一医院

祝建红　复旦大学附属肿瘤医院

徐勤伟　同济大学附属东方医院

廖日斌　桂林医科大学第二附属医院

前　言

　　本书是为了那些认为"虽然临床比较忙碌，但是不了解一些病理方面的知识不行"，要求进步的诸位，那些有"学会上发言时，被问及病理的事什么也答不上来"的苦恼经历的诸位，而策划编写的。"读片技巧"是重点。临床医生没有必要都得达到"亲自用显微镜观察病理标本做出诊断"那样熟知病理的水准。但是，读懂作为决定诊疗策略的一个依据的病理诊断报告、和病理医生讨论时能够理解病理医生的解说是必要的。因此，如果了解"读片技巧"的话，和病理医生交流时就能顺利进行，对患者也可用自己的语言讲解病理所见。更不用说能够自信地参加研讨会、学会了。

　　那么，本书和以前的病理书有何不同呢？

　　有的。首先是薄。当然并不是说书薄就是好，但这本书是深思熟虑的结果。其次是本书编写原则：上消化道配内镜图像，如同肝脏配血液检查数据、胆胰等配临床影像那样，和病理像一起呈现。然后左页的病例是严选的，并且稍微放大印刷，把从这个图像上能解读出来的内容，在右页的图像中用方框或箭头加以标识明确。右页内容可以说是本书的最大特点。解说的文字是就临床医生经常问到的"疑问"来逐一解答的，另外，还以" +α 知识"的形式把必要的事项进行简洁的总结，写到"重要提示"专栏作为结束，每个病例用打开的 2 个页面完成。在各章以"0"概述"正常结构及病变的读片方法"开始，全书通过 75 个病例和 " +α 知识"基本覆盖了消化内科医生应当掌握的消化系统病理的要点。

　　本书的另一大特点在于主编、执笔的阵容。为临床医生讲解病理的书籍本身就很少，但是真正由病理医生和临床医生搭档组合著成的病理书基本没有。本书编写中邀请了临床医生的代表、作为双气囊小肠镜的开发者，在国际上也很有名的山本博德先生和能够解读活检组织病理像的综合内科医生太田雅弘先生加入主编队伍，肝脏病理邀请佐佐木素子先生，临床信息的提供邀请三浦义正先生和牛尾纯先生，共同完成。

　　羊土社的速度感和不容半点瑕疵地提出修改意见真是不得了。实际上，在回答这些评语或疑问等的过程中，也确保严格地贯彻了本书的一致性。深深地感谢以编辑部铃木美奈子、关家麻奈子、望月恭彰为首的羊土社各位老师。

　　我想，拿到这本书的各位同人，一定会愉快地阅读，肯定能掌握一点消化系统病理的"读片方法"。

编著者代表

福嶋敬宜

2013 年 6 月

病理像 + 内镜·CT·MRI，一目了然！

临床医生需要知道的 消化病理 读片技巧

CONTENTS

第1章　食管

福嶋敬宜，三浦義正

难易度
★ ☆ ☆ 普通临床医生就能诊断的水平
★ ★ ☆ 希望消化系统专科医生能诊断的水平
★ ★ ★ 病理医生也迷惑的水平

第 4 章　大肠

福嶋敬宜，三浦義正

第 5 章　肝脏
佐々木素子

难易度　★☆☆ 普通临床医生就能诊断的水平
★★☆ 希望消化系统专科医生能诊断的水平
★★★ 病理医生也迷惑的水平

第6章　胆道与 Vater 乳头部

福嶋敬宜，牛尾　純

第7章 胰腺
福嶋敬宜，牛尾 純

难易度 ★☆☆ 普通临床医生就能诊断的水平
★★☆ 希望消化系统专科医生能诊断的水平
★★★ 病理医生也迷惑的水平

本书的构成

正常结构 在各章以"**0**"开始，用图片和示意图解说"**正常结构及病变的读片方法**"等基础知识

疾病 项目的页面构成

左页

1 把病变或症状作为标题呈现，同时提示主题和难易度

第4章 大肠 难易度 ★ ★ ☆

1 腹泻、腹痛、黏血便等症状恶化的结肠炎病例

难易度

溃疡性结肠炎

项目主题

病例 26岁女性。被诊断为溃疡性结肠炎，持续治疗中。出现腹泻、腹痛、黏□恶化，行下消化道内镜检查。

I、II）内镜图像
a）HE染色（低倍放大）
b）HE染色（中倍放大）

2 为了容易掌握病例的形象，将病理像和临床信息（内镜、CT、MRI、血液检查等）一起登载

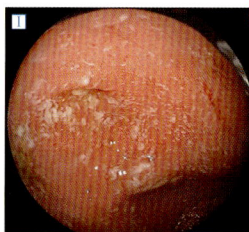

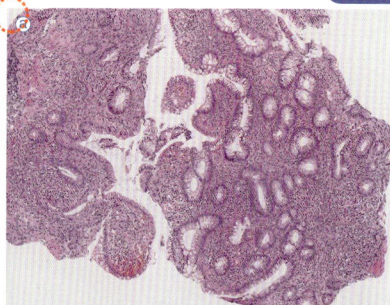

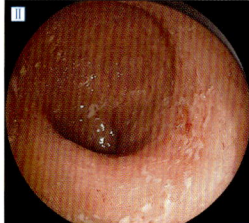

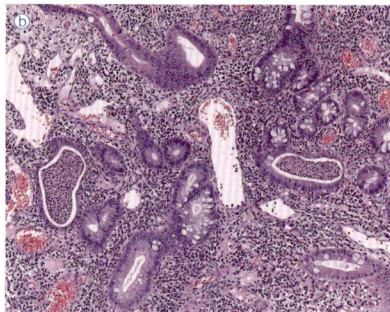

3 基于临床医生的实际呼声，提出关于病理像及病理学知识的问题

临床医生的疑问
❶ 请教一下溃疡性结肠炎的活检诊断要点。
❷ 请教一下Matts分类。

78 临床医生需要知道的消化病理读片技巧

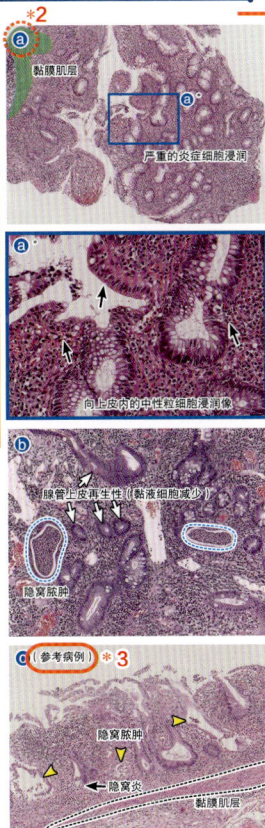

疾病 基于这些肯定要掌握的**病例**，用对开页来解说能**从病理像解读出来的内容**

右页

4 对照图片解说病理医生怎样读，病理像的解读方法的要点

*1 对左页 **3** 的各个疑问的回答部分用下划线标出

病理医生的态度

■ 这样解读病理像

· 标本只能确认少量的黏膜肌层（**a** ■），整体上，因为黏膜固有层的间质有严重的淋巴细胞、浆细胞*1 及中性粒细胞浸润，看上去呈粗糙的蓝色。

· 可见中性粒细胞侵入腺管上皮内（**隐窝炎**：cryptitis，**a'** →），或在腺管腔内可见混有坏死物的炎症细胞集簇（**隐窝脓肿**：crypt abscess，**b** ⟳）。这些所见是活动性炎症的指标。

· 腺管上皮由于再生性的影响黏液细胞减少（**b** ⇨）。

· 没有类上皮细胞肉芽肿。

· 在溃疡性结肠炎的外科切除标本（**c**）中，表面糜烂状，隐窝短缩不能到达黏膜肌层，不规则分支及扩张更加明显。活检标本也应一边想到这些一边观察。**c** 炎症细胞浸润严重，隐窝炎（**c** →）及隐窝脓肿（**c** ⇨）也随处可见。

■ 病理诊断

【病理诊断】提示溃疡性结肠炎（活动期）（ulcerative colitis）。

【鉴别诊断】克罗恩病（第 4 章 –3），非特异性结肠炎，肠结核（第 4 章 –4），巨细胞病毒性肠炎（第 4 章 –2）。

【+α知识】

表 Matts 活检组织分类

Grade	正常
	多核白细
	症细胞浸润
	窝脓肿
	胞浸润

6 充实了"病理诊断""鉴别诊断"和"+ α 知识"等有用的相关内容

· **田中诊断标准（第 1 标准）**——判断是否是炎症性肠病[1]：评价 H_1（隐窝的萎缩）、H_2（隐窝的弯曲）、H_3（basal plasmacytosis+ 高度单核细胞浸润）、H_4（潘氏细胞化生（从肝曲到肛侧））的有 / 无（1 分 /0 分），代入下列公式判断的方法。$2H_1+3H_2+3H_3+2H_4-4=2$ 分以上可以确诊。

〈参考文献〉
[1] 田中正则：大腸の炎症性疾患：生検診断のアルゴリズム．病理と臨床，26：784–794，2008．

【重要提示】炎症细胞浸润的程度及隐窝的变化是溃疡性结肠炎诊断的重点。

5 图片中应该注意的部位用箭头或方框加以标记，谷易埋解

*2 和左页相同的图片用字母对应

*3 将同一疾病的不同病例图片标记为参考病例

7 用总结性的一句话简洁地记下病理像的读片要点

79

英文缩写对照表

AFP：α–fetoprotein 甲胎蛋白

AIH：autoimmune hepatitis（自身免疫性肝炎）

α–SMA：α–smooth muscle actin（α–平滑肌肌动蛋白）

AML：血管平滑肌脂肪瘤

AZA：硫唑嘌呤

BCL：B 细胞淋巴瘤

BiLLN：胆管上皮内瘤变

CCL：中心细胞样细胞

CEA：癌胚抗原

CK：细胞角蛋白

CMV：巨细胞病毒

CNSDC：慢性非化脓性破坏性胆管炎

DBE：双气囊小肠镜

DLBCL：弥漫性大细胞型 B 细胞性淋巴瘤

EBER1：EB 病毒编码 RNA1

ECM：内分泌细胞微小胞巢

EGJ：食管胃结合部

EMA：上皮膜抗原

EMR：内镜下黏膜切除术

EP：黏膜上皮

EpCAM：上皮细胞黏附分子

ER：雌激素受体

ERCP：内镜下逆行胰胆管造影

ERP：内镜下逆行胰管造影

ESD：内镜下黏膜下层剥离术

EUS：超声内镜

EUS–FNA：超声内镜下穿刺术

EVG：弹性纤维染色

EZH：Zeste 基因同源物增强子

FICE：可扩展电子分光色彩增强

FNH：局限性结节性增生

GCAP：粒细胞吸附疗法

GERD：胃食管反流

GIST：胃肠间质瘤

GS：谷氨酰胺合成酶

GvHD：移植物抗宿主病

HMB45：人黑色素瘤 black 45 抗体

HNF1α：肝细胞核因子 1α

HP：增生性息肉

HPF：高倍视野

HSP：热休克蛋白

HSV：单纯疱疹病毒

ICPN：胆囊内乳头状肿瘤

IDCP：特发性导管中心性胰腺炎

IPCL：上皮乳头内血管

IPMN：胰管内乳头状黏液性肿瘤

IPNB：胆管内乳头状肿瘤

ITPN：胰管内管状乳头状瘤

LEL：淋巴上皮病变

LFABP：肝脂肪酸结合蛋白

LPM：黏膜固有层

LPSP：淋巴浆细胞性硬化性胰腺炎

MALT：黏膜相关性淋巴组织

MCN：黏液性囊性肿瘤

MRCP：磁共振胰胆管造影

MSI：微卫星不稳定

N/C 比：核 / 质比

NAFLD：非酒精性脂肪性肝病

NASH：非酒精性脂肪性肝炎

NEC：神经内分泌癌

NET：神经内分泌肿瘤

NSAIDs：非甾体抗炎药

PanIN：胰上皮内肿瘤性病变

PAS：过碘酸 – 雪夫染色法

PBC：原发性胆汁性肝硬变

PDGFRA：血小板衍生生长因子受体 α

PPI：质子泵抑制剂

PR：黄休酮受体

PSC：原发性硬化性胆管炎

RAS：胆囊罗阿氏窦

SA：生长抑素类似物

SAA：血清淀粉样蛋白 A

SCN：浆液性囊性肿瘤

SFT：孤立性纤维性肿瘤

SM：黏膜下层

SMT：黏膜下肿瘤

SPN：实性假乳头状肿瘤

SS：浆膜下层

SSA/P：锯齿状腺瘤 / 息肉

SSTR：生长抑素受体

TMA：血栓性微小血管病

TSA：传统的锯齿状腺瘤

TTF–1：甲状腺转录因子

UC：溃疡性结肠炎

US：超声波检查

福嶋敬宜

1990 年毕业于日本宫崎医科大学。先后担任日本关东通信医院（関東逓信病院）即现 NTT 东日本关东医院（NTT 東日本関東病院）住院医师，日本国立癌中心中央医院（国立がんセンター中央病院）医生，之后在美国约翰·霍普金斯大学做研究员。回国后，在日本东京大学大学院任副教授，从 2009 年 9 月起任日本自治医科大学医学部病理学教授，同时任附属医院病理诊断部部长。病理专业医，细胞诊断专业医，WHO 消化系统肿瘤分类第 4 版编写委员。著作有《临床活用的病理诊断学 消化管·肝胆胰编（第 2 版）》（编著，医学书院，2011）、《对"癌症宣告"的质疑——病理医生识别的灰色地带》（讲谈社，2010）等。目标是将病理和基础研究、病理和临床以及病理和患者联系起来，为提高医疗质量做出贡献。

太田雅弘

1991 年 3 月毕业于日本信州医科大学。在日本关东通信医院（関東逓信病院）即现 NTT 东日本关东医院（NTT 東日本関東病院）内科各科轮转 2 年，在消化内科 3 年，包括三级急诊的外院进修和病理科的院内轮转。任日本自治医科大学附属大宫医疗中心（大宫医療センター，现琦玉医疗中心）病理部助手 8 年，取得病理专业医资格。在浅草寺医院内科工作 1 年，在四谷 Medical Cube 内镜中心工作 4 年。2009 年 4 月以后在日本台东区立台东医院（台東区立台東病院）综合诊疗科工作。

山本博德

1984 年毕业于日本自治医科大学。后回到出生地日本高知县从事地方医疗（其中有 3 年取得 ECFMG，在美国临床留学）。1995 年回到母校日本自治医科大学当教员。1999 年 6 月取得博士学位。2007 年 6 月任日本自治医科大学教授。2009 年 4 月起兼任新加坡国立大学外科客任教授。现在担任日本自治医科大学附属医院消化中心及光学医疗中心主任。开发双气囊小肠镜（DBE），应用透明质酸钠开展内镜下黏膜下层剥离术（ESD），为了这些技术的普及，在日本各地及世界各国举办讲座和操作指导。

病理像+内镜·CT·MRI，一目了然！

临床医生需要知道的

消化病理

读片技巧

0　正常结构及病变的读片方法

食管的正常结构

- 食管壁是由上皮层、黏膜固有层、黏膜肌层、黏膜下层、固有肌层、外膜等各层组成的（ⓐ ⓑ）。缺乏浆膜。
- 在黏膜下层有附属腺体，导管在食管黏膜表面开口（ⓑ ⓒ）。
- 食管上面覆盖的上皮是非角化型复层鳞状上皮。在基底部可见带有略微浓染状核的立方形细胞，沿基底膜整齐地排列（ⓓ）。在食管，是在这个基底部进行细胞增殖（图1）。
- 在基底部的上面有数层富含糖原的细胞，逐渐扁平化向上皮表面移动，最终脱落（ⓓ，图1）。全层上皮的替换平均需要7天。
- 高倍放大可见细胞之间略微明亮的区域（细胞间桥）（ⓔ）。
- 在基底部细胞之间可见少量的内分泌细胞或黑色素细胞。在HE染色标本下，大多很难进行判定。
- 在食管胃结合部接触到胃黏膜后结束（ⓕ）。

观察食管活检标本时的技巧

- 在观察消化管的活检标本时，重要的是确认有没有黏膜肌层，但是在食管，大多数情况下，只能看到采取的上皮。
- 食管黏膜上皮要注意观察"细胞异型性""分化/极性"。
- 细胞异型性是指核肿大或形态不规则等情况。首先，最好从基底部的细胞开始观察，这是因为肿瘤化是从基底部的细胞开始出现的。
- 食管上皮的分化/极性的异常状态是指细胞一边分化一边向表层移动的流程出现异常的状态，可以确认分层构造的混乱、基底部细胞层的肥厚、在表层出现核分裂象等，还有在表层部也没有细胞的扁平

ⓐ 食管（上皮层～外膜）

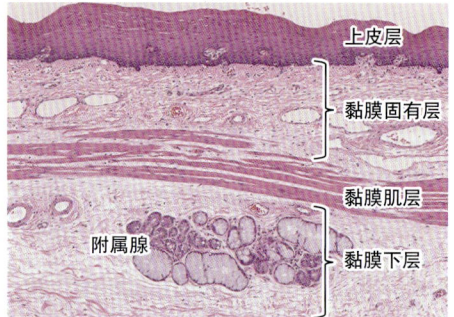

上皮层
黏膜肌层
黏膜下层
固有肌层
外膜

ⓑ 食管（上皮层～黏膜下层）

上皮层
黏膜固有层
黏膜肌层
附属腺
黏膜下层

ⓒ 食管（上皮层～黏膜下层）

上皮层
黏膜固有层
黏膜肌层
导管
附属腺
黏膜下层

ⓓ 食管（上皮层）

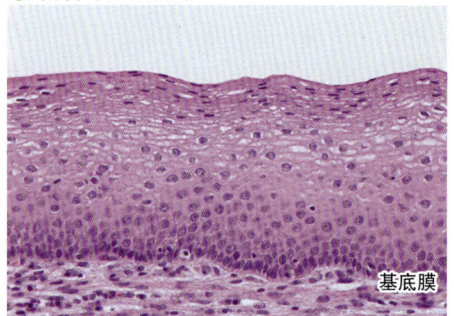

基底膜

化、角化的异常（过度角化，单细胞角化）等。

- 过度角化是指角化的亢进状态（图2A），单细胞角化是指不管在什么地方，表现为一个细胞的角化（图2B）。

- 如果在角化异常亢进状态的基础上加上极性的异常，就会到处形成过度角化。其结果在鳞状细胞癌中与所谓"**角化珠（cancer pearl）**"的形成有关（**g**）。

- 检查材料如果是相对于黏膜面的水平方向进行斜切的标本，就很难进行极性和分化倾向的评价，而且由于基底部的细胞相对"异型性"较强，要注意不要过度诊断。

- 鳞状细胞癌的分化程度，按照角化倾向的强弱（角化强的"高分化型"，角化不明显的"低分化型"鳞状细胞癌）来评价。

- 在食管黏膜，由于在炎症所见明显的情况下，会有上皮内再生性的变化加上核肿大等表现，要加以注意。

■ 食管切除、黏膜切除标本读片时的技巧

- 在发生鳞状上皮癌的食管黏膜上皮内，在其他的部位看到多发的显示各种各样异型性的上皮内肿瘤的情况也不少。因此，应当在主病变以外尽可能多做切片进行检查。

- 为了上皮内病变的检出，对病理检查材料也推荐进行卢戈氏液染色。通过这样，可以高效地切出合适的切片。

e 食管（上皮层）

f 食管胃结合部

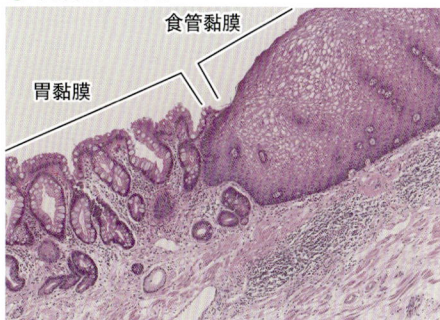

食管黏膜

胃黏膜

g 食管鳞状上皮癌

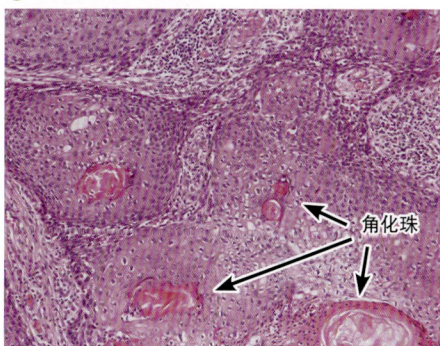

角化珠

黏膜表面

分化（细胞的扁平化）

增殖

基底膜

非角化型复层鳞状上皮

图1　正常食管上皮

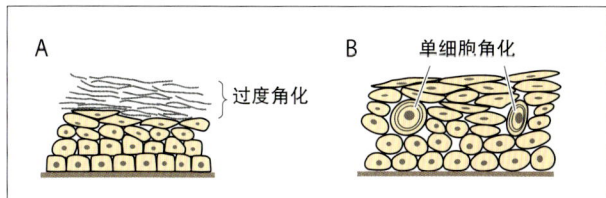

A　过度角化

B　单细胞角化

图2　鳞状上皮的角化异常

19

1 中下段食管所见的地图状白色变化及糜烂

疱疹病毒性食管炎

病例 73 岁女性。子宫体癌术后 10 日，因为嗳气进行上消化道内镜检查。在食管中段～下段可见全周性地图状白色变化及上皮的自毁像。

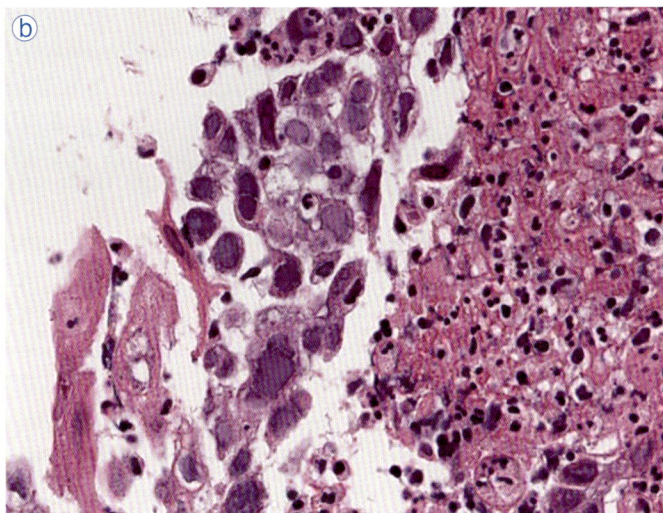

Ⅰ，Ⅱ）内镜图像
a）HE 染色（低倍放大）
b）HE 染色（高倍放大）

临床医生的疑问

❶ 请教一下怀疑疱疹病毒感染的病理学所见。

❷ 能不能与巨细胞病毒感染相鉴别？

病理医生的态度

■ 这样解读病理像

- 在标本内看不到既存的食管壁构造，主体是伴有炎症细胞浸润的肉芽组织及坏死组织、纤维素的成分（称作坏死碎片 "necrotic debris"），可知是从糜烂 / 溃疡部采集的检查材料（ⓐⓑ）。

- 在肉芽 / 坏死的周边可见结合性略松弛的上皮组织（ⓑⓒ ◌）。细胞质肥厚带光泽，核肿大。浸润细胞以中性粒细胞为主，在上皮内、上皮间也很明显。

- 如果观察细胞核，多呈毛玻璃样，看不到核仁，因此可以判断有核内包涵体❶（ⓑⓒ）。

■ 病理诊断

病理诊断 单纯疱疹病毒性食管炎 ［herpes simplex virus（HSV）esophagitis］。

鉴别诊断

- **巨细胞病毒（CMV）等其他病毒感染病**：病毒引起的食管病变在健康者中很少见到，基本见于癌、AIDS 及其他原因造成的免疫力低下状态的患者，一般来说，是 HSV 或 CMV 感染造成的。需要进行病毒培养或免疫组化染色来鉴定，但是从包涵体的形态也可以进行一定程度的判定❷（参照下面的 +α 知识）。

- **肿瘤性溃疡**：虽然一眼看上去有核肿大，但与肿瘤性变化的异型核不同。

- **非肿瘤性溃疡**（与再生上皮的鉴别）：与上述同样理由，不太难鉴别。

+α 知识 **病毒感染与包涵体**：由于病毒的急性增殖感染，在核内或细胞质内形成由过剩的病毒蛋白组成的固态 "包涵体"。核内包涵体有双染性（苏木精、伊红均染色）的核内充满 full 型和在包涵体周围伴有 halo 的 Cowdry A 型。HSV 的核内包涵体呈嗜碱性（苏木精染色），多为染色质被压迫在核边缘的 full 型核内包涵体。CMV 感染细胞可见各种型的包涵体，但是以 "猫头鹰眼" 的 Cowdry A 型为典型❷（参照第 4 章 –2）。

重要提示 ▶ 在肿大的核内看不到核仁时可能是病毒感染细胞（核内包涵体）。

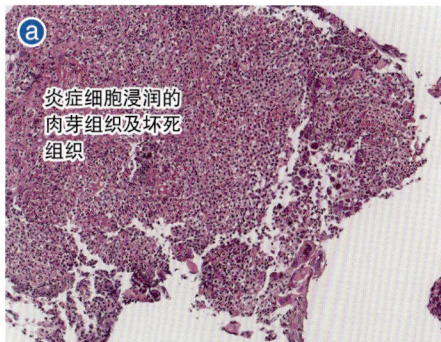

ⓐ 炎症细胞浸润的肉芽组织及坏死组织

ⓑ 带有毛玻璃样细胞核的细胞　变性坏死组织

ⓒ

2 表现为斑状碘不染的食管黏膜

上皮内肿瘤

病例 75 岁男性。贲门侧胃切除术后的上消化道内镜检查发现吻合部口侧异常。放大内镜下可见上皮乳头内血管（IPCL）轻度扩大，卢戈氏液喷洒后有斑状不染部位，活检后行内镜下黏膜下层剥离术（ESD）。

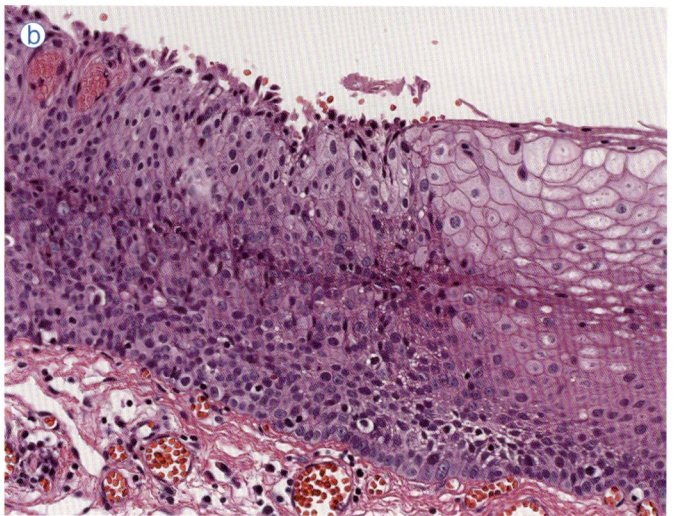

I，II）内镜图像
a，b）HE 染色（中倍放大）

临床医生的疑问

❶ 请教低级别上皮内瘤变与高级别上皮内瘤变的鉴别点。
❷ 请教上皮内瘤变与反应性"异型"上皮（再生上皮）的鉴别点。

病理医生的态度

■ 这样解读病理像

· 从复层鳞状上皮的细胞分化来看，从基底部层状堆积上来的同等大小核（ⓐ）的所见是异常所见。

· 找到正常部位与病变部位的分界线（ⓑ ⓑ*），这样容易进行两者的比较。

· 核大小不同，细胞排列的方向性不清晰（极性紊乱，ⓑ*）。

· 出现基底部以外的核分裂象也是提示上皮内肿瘤的所见。

· 根据食管癌诊治规范，类似基底细胞或旁基底细胞的异型细胞的增殖是否超过上皮深层的 1/2 是区别低异型度与高异型度的一个标准❶，ⓐⓑ诊断为高级别上皮内瘤变，在本例中别的部位所见的ⓒ为低级别上皮内瘤变。

■ 病理诊断

病理诊断 高级别上皮内瘤变（high grade intraepithelial neoplasia）。

鉴别诊断 反应性异型上皮（参照下文）：特别是伴有反流性食管炎的再生上皮多被误认为是恶性的，要注意加以区分。

＋α知识

· **上皮内瘤变**：在根据上皮的构造及细胞的异常判断为肿瘤的病变中，局限在上皮内的（食管癌诊治规范 2008）分为低异型度和高异型度，后者包括上皮内癌。

· 免疫组织化学（p53，Ki-67）对上皮内瘤变与反应性异型上皮的鉴别有用❷。

  p53：p53 基因的基因产物。表现为核内强阳性的细胞从基底部超越 2~3 层的多层性所见提示上皮内癌的高级别瘤变的可能性大。

  Ki-67：细胞周期相关蛋白。在正常的复层鳞状上皮基本局限于基底部细胞，当阳性细胞多层化出现在表层时，提示上皮内癌的高级别瘤变的可能性大。即使是再生上皮，阳性表现也常常只是达到 2~3 层。

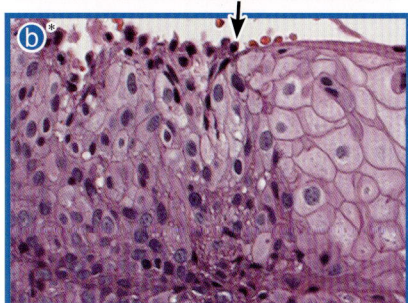

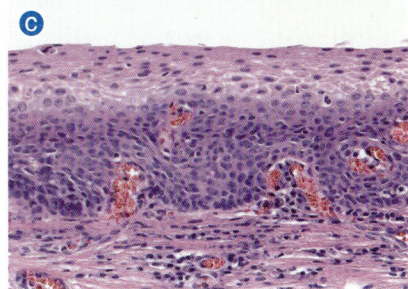

ⓐ 增生的细胞核增大、深染

ⓑ 边界 ⓑ* 病变部位 正常部位

ⓑ*

ⓒ

重要提示 食管的异型上皮要看分化/极性和细胞异型，特别要注意基底部的细胞。

难易度 ★ ★ ☆

3 怀疑浸润至黏膜固有层内的浅表食管癌

鳞状细胞癌

病例 61岁男性。体检时上消化道内镜检查发现在下段食管半周性上皮不规则病变。通过精查的血管诊断，诊断为浸润至黏膜固有层（LPM）的早期食管癌，行ESD治疗。

I，II）内镜图像
a）HE染色（中倍放大）
b）HE染色（高倍放大）

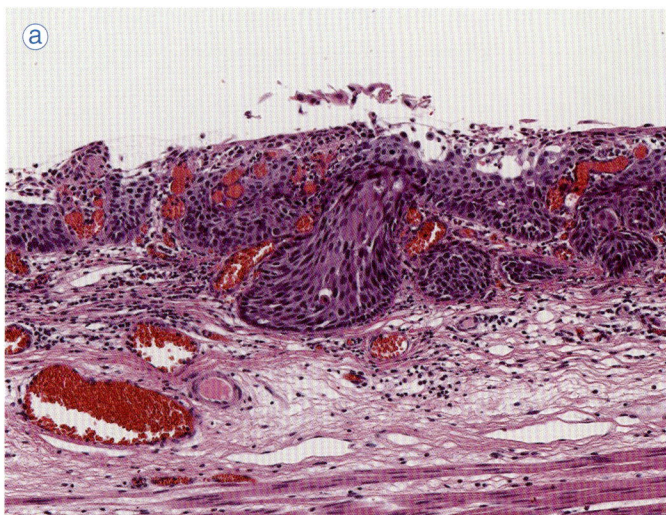

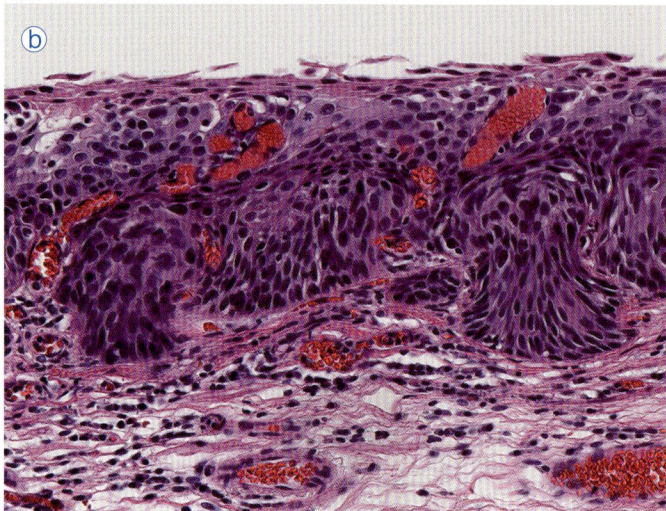

临床医生的疑问

❶ 请教一下区分浸润深度EP（M1）与LPM（M2）的方法。

❷ 请教一下SM层（黏膜下层）癌的导管内伸展与静脉浸润的鉴别点。

病理医生的态度

■ 这样解读病理像

- 表现为极性的紊乱增强，基底部可以说是呈锯齿状凹凸不平（ⓐⓑ◌）。此外也有核的肿大和浓染，根据以上所见，认为至少是上皮内癌（ⓐⓑ）。

- 至于是否有间质浸润，严谨地说必须确认有没有"基底膜的破坏"。在普通的病理诊断中，高异型度的肿瘤是以基底膜不清晰化为前提的，要综合上皮肿瘤层的厚度、上皮 – 间质边界线的不清晰化、不规整化、小细胞巢的分离（ⓒ➞）等进行判断❶。

- 在本病例中，上皮 – 间质边界线呈锯齿状不规则，肿瘤量（上皮层的厚度）还没有那么大，在突出的部分里，也有细胞排列比较规整的，根据这些，对内镜下读片所得的 T1a–LPM 的可能性表示存疑，认为相当于 M1 是比较妥当的（图）。

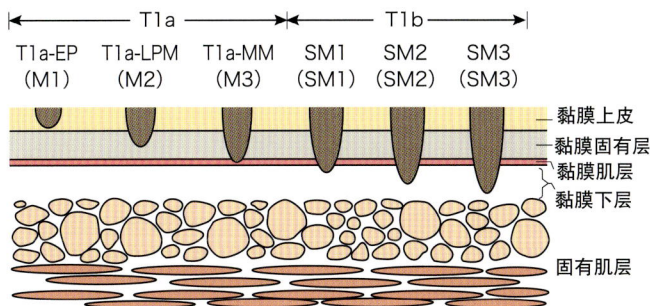

ⓐ

基底部明显凹凸不平

ⓑ 细胞核的浓染、肿大，极性紊乱

T1a			T1b		
T1a-EP (M1)	T1a-LPM (M2)	T1a-MM (M3)	SM1 (SM1)	SM2 (SM2)	SM3 (SM3)

— 黏膜上皮
— 黏膜固有层
— 黏膜肌层
黏膜下层

固有肌层

图　浅表食管癌的浸润深度

ⓒ（参考病例）

小细胞巢的分离

■ 病理诊断

(病理诊断) 鳞状上皮癌（T1a–EP）（squamous cell carcinoma T1a–EP）。

(鉴别诊断) 反应性异型上皮。

ⓓ（参考病例）

导管内伸展

(+α知识) 导管内伸展 vs 静脉侵袭：有时在黏膜下层内，导管内伸展像与静脉侵袭像会发生混淆。导管内伸展是指深度达 pT1a，而静脉侵袭时，最深层的深度达 pT1b，因此有必要进行正确的鉴别。导管内伸展（ⓓ➞）是从上皮向深部形成细胞巢，有时可见分支，有时在细胞巢的局部有残留的既存腺上皮，这些可作为参考❷。另外，在静脉及导管的周围都可见弹性纤维。其染色的方法（导管周围的有更纤细、多层的倾向）也多少可以作为鉴别的参考。如果通过连续切片可以确认病变连续性的话，也可以确定诊断❷。

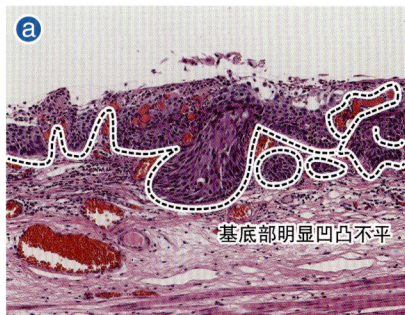

(重要提示) 因为有导管内伸展像与静脉侵袭像相混淆的时候，所以要慎重诊断浸润深度。

难易度 ★ ★ ★

4 在食管癌的中心部快速发育形成的隆起性病变

伴有神经内分泌癌的鳞状细胞癌

病例 72 岁男性。因胸部中段食管的食管癌拟行 ESD 切除,在进行 ESD 时出现中心隆起,在短时间内发生了形态变化。在隆起部可见伸展的横向不规则血管,在隆起的基底部可以观察到点状的上皮乳头内血管(IPCL)。

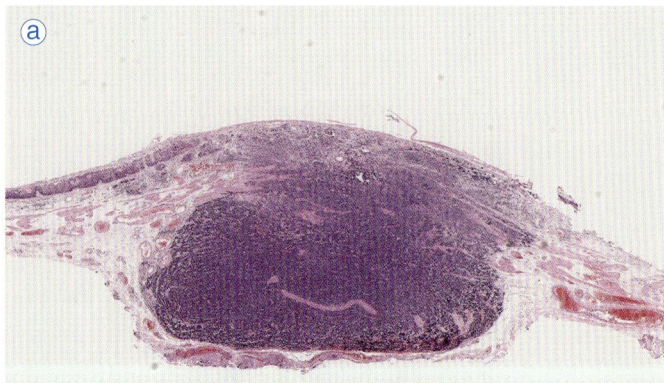

Ⅰ,Ⅱ)内镜图像
a)HE 染色(病理切片像)
b)HE 染色(低倍放大)

临床医生的疑问

❶ 请教一下与通常的鳞状上皮癌不同的特征。
❷ 请教一下关于合并神经内分泌癌的问题。

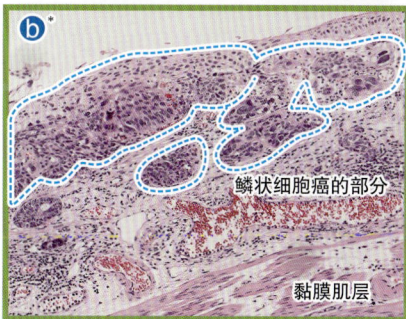

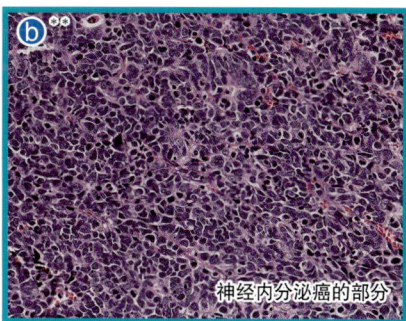

病理医生的态度

■ 这样解读病理像

- 有被食管的黏膜肌层（@b■）骑跨的细胞密度较大（看上去颜色很深）的结节状的部分（@b○）。一眼看上去像是黏膜下肿物。

- 周边的上皮侧在结节状病变的正上方变得不清晰，在结节状病变的正上方表层部，鳞状上皮内混在着不规则的细胞巢状（岛状）的病变和与结节状病变相关的细胞密度高的病变（b○）。

- 表层的细胞巢状病变通过与鳞状上皮的连续性及细胞象（带有轻微嗜酸性的胞体、核异型性明显的细胞）可以判断为鳞状细胞癌（b*○）。

- 聚焦结节状部位，可见 N/C 比非常高的大型异型细胞呈铺路石样增殖，核分裂象多发（b**）❶。

- 玫瑰花环的形成不明显，但从细胞象和细胞排列等可以看出向神经内分泌细胞的分化。

- 免疫组织化学：神经内分泌标志物（嗜铬素 A，突触素）。

■ 病理诊断

病理诊断 伴有神经内分泌癌的鳞状细胞癌（mixed squamous cell carcinoma and neuroendocrine carcinoma）。

鉴别诊断

- **类基底细胞癌**：类似基底细胞的肿瘤细胞呈充实细胞巢、索状结构增殖，肿瘤细胞巢的中心部常常伴有坏死。在细胞巢内多见微小囊泡结构、基底膜物质沉着，有助于诊断。

- **低分化鳞状上皮癌**：分化型癌在深部常常能看到转向低分化，除了表现为在淋巴结转移的基础上扩散外，像本例这样在上皮下仅由低分化癌成分形成的结节状病变是少见的。

+α知识

- 食管的神经内分泌肿瘤是少见的肿瘤，大多是伴随鳞状上皮癌或腺癌的神经内分泌癌，部位多在下段食管❷。

- 淋巴结转移风险等恶性度高❶，黏膜切除的情况下有必要考虑追加治疗。

重要提示 如果 N/C 比高的肿瘤细胞呈腺样、铺路石样紧密排列，即使是鳞状细胞癌也要注意神经内分泌细胞成分。

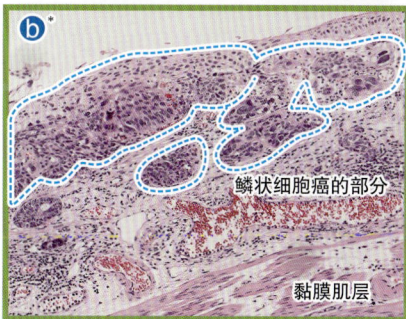
黏膜肌层
结节状病变

鳞状细胞癌与神经内分泌癌混合

鳞状细胞癌的部分
黏膜肌层

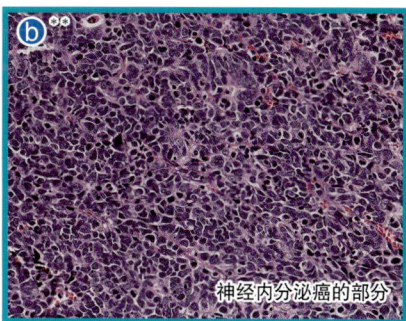
神经内分泌癌的部分

5 食管胃结合部的隆起性肿瘤

Barrett 食管腺癌

病例 63 岁男性。行上消化道内镜检查，发现食管胃结合部 3 点钟方向有隆起性病变，活检后行 ESD 治疗。

Ⅰ）内镜图像
Ⅱ）切除标本
a）HE 染色（石蜡切片像）
b）HE 染色（中倍放大）

临床医生的疑问

❶ 黏膜肌的双重化是什么样的所见？
❷ 请教一下当黏膜肌的肌束错综复杂时如何判断浸润深度。

病理医生的态度

■ 这样解读病理像

· 食管胃结合部的病变重要的是病变的所在。

· 石蜡切片像上可见在表层部是由食管的复层鳞状上皮（ⓐ▢）和腺管上皮组成的黏膜层（ⓐ▢），其深部散在内腔扩张的导管，黏膜肌（ⓐ▢）的深部可见岛状、小叶状的腺组织（ⓐ▢）。

· 黏膜下层所见的腺组织是食管固有腺，这个区域本来就是食管。因为其表层部位有腺组织，所以考虑是Barrett食管。

· 有增生性腺窝的胃黏膜（在深部有固有胃腺，ⓐ*○）与有凹陷感觉的黏膜之间有边界（ⓐ*→）。在凹陷区域内可见不规则的腺管结构（ⓑ○），表现为相当于中分化的腺癌。

复层鳞状上皮
有腺管的黏膜层
腺组织
黏膜肌层

增生的胃黏膜
与有凹陷感觉的黏膜的边界
固有胃腺

■ 病理诊断

病理诊断 Barrett食管腺癌（adenocarcinoma in Barrett's esophagus）（中分化管状腺癌）。

鉴别诊断 胃癌。

+α知识

· **Barrett食管：** 存在Barrett黏膜的食管。Barrett黏膜所见的上皮是"从胃延续至食管的柱状上皮，无论有无肠上皮化生（食管癌诊治规范）"。

· **Barrett食管的组织判定标准：** 确认以下任何一项。

①在柱状上皮下的间质内分布固有食管腺的导管或在相当于黏膜下层的部位分布固有食管腺。

②被柱状上皮包围的鳞状上皮岛。

③黏膜肌层的双层化。

表现为不规则的腺管结构

（参考病例）
黏膜肌层的双层化

· **黏膜肌层的双层化**是当伴有胃食管反流病（GERD）等的炎症时在<u>浅层反应性形成的黏膜肌层，有时会与既存的黏膜肌层融合❶</u>（ⓒ→）。使用肌源性标志物（Desmin）的话，黏膜肌层的走行就会明了。<u>SM浸润以黏膜肌层的最下层作为判定标准❷</u>。

· **食管胃结合部癌：** 不管癌的组织类型如何，癌的中心在食管胃结合部（EGJ）上下2cm以内都定义为食管胃结合部癌。因此，食管胃结合部癌除了Barrett食管内腺癌也包括胃贲门部癌。

重要提示 食管胃结合部的病变要注意病变的所在及周围组织。

6 伴有黏膜内碘不染带的 SMT 样食管病变

癌肉瘤

病例 64 岁男性。体检行上消化道内镜检查，在胸部下段食管发现表面凹凸不平的 SMT（黏膜下肿瘤）样隆起性病变，卢戈氏液染色不染，活检后行外科手术。

Ⅰ，Ⅱ）内镜图像
a）HE 染色（石蜡切片像）
b）HE 染色（中倍放大）

临床医生的疑问

❶ 请教癌肉瘤的病理学特征。
❷ 请教癌肉瘤的组成。

病理医生的态度

■ 这样解读病理像

· 可见充实性的 SMT 样隆起性病变（）。但是与通常的 SMT 不同，表面的凹凸很明显。

· 隆起部主要由纺锤形细胞的充实性增生组成，上面（ⓐ ▨ ）覆盖鳞状上皮（ⓐ ⓐ*）。

· 肿瘤细胞为多形性，呈分化倾向不明了、带有奇怪核的"肉瘤样（sarcomatoid）"表现。

· 在隆起部的周围，可见高~中分化的鳞状细胞癌（ⓑ ◌），有向纺锤形的肉瘤部分移行的意味，不能明确。

· 免疫组织化学：

· **肉瘤样肿瘤**：Vimentin（波形蛋白）（+，ⓒ），Desmin（结合蛋白）（-），S100（-），细胞角蛋白（+，focal），p63（+，focal），E-cad（-）

· **鳞状上皮癌部分**：细胞角蛋白（+），E-cad（+），p63（+，ⓓ），Desmin（-），Vimentin（-），α-SMA（-），S100（-）。

· 通过免疫组织化学，确认在肉瘤样成分里也显示出上皮标志物阳性，在鳞状上皮癌内显示出肉瘤样分化（或者是向肉瘤样去分化）❶❷的肿瘤，诊断为癌肉瘤。

■ 病理诊断

病理诊断 食管癌肉瘤（carcinosarcoma of the esophagus）。

鉴别诊断 形成隆起性病变的肿瘤主要有鳞状细胞癌、恶性黑色素瘤、食管肉瘤、癌肉瘤等。其中，如果考虑到隆起部与周围的上皮内病变是一起的病变，可以除外非上皮性肿瘤。

+α知识

· 癌肉瘤常常表现为带有裂纹的大息肉状病变，周围多可见明显的食管癌或卢戈氏液不染带❶。

· 在现行的食管癌诊疗规范里，把"癌肉瘤内伴有具有间叶系特点的纺锤形或多形性肿瘤细胞的癌肿，甚至有表现为肿瘤性的骨或软骨形成的肿瘤"总结成癌肉瘤（carcinosarcoma）处理。在 WHO 分类 2010 里，定义为"伴有各种各样纺锤形肿瘤成分的鳞状上皮癌"，在给出 7 个同义语的基础上，采用梭形鳞状细胞癌表示。这样，目前逐渐认为是**上皮肿瘤成分的细胞表现为向间叶系细胞不同程度分化的癌**❷。

重要提示 在不规则隆起性病变的周围伴有食管癌时要考虑癌肉瘤的可能性。

SMT样隆起性病变 鳞状上皮 固有肌层

表现为间叶系的充实性肿瘤细胞

肉瘤样成分 高~中分化鳞状上皮癌

鳞状上皮癌 Vimentin

肉瘤样成分 p63

7 伴有不规则斑状色素沉着的食管病变

上皮内恶性黑色素瘤

病例 63岁男性。健康体检行上消化道内镜检查,在中部食管发现边界不清的斑状色素沉着。活检后行外科手术。

I)内镜图像

a)切除标本(肉眼像)

b,c)HE染色(高倍放大)

临床医生的疑问

❶ 请教食管色素沉着与恶性黑色素瘤的鉴别要点。

❷ 怀疑恶性黑色素瘤时,应该进行活检吗?

病理医生的态度

■ 这样解读病理像

- 在下部食管可见伴有黑色及茶色调的色素沉着的斑状区域，不规则并且边界不清（**ⓐ**◌）。未见隆起。
- 在复层鳞状上皮的基底部有胞体明亮的异型细胞（**ⓑ** **ⓒ**➡），还可见黑色素的色素颗粒。
- 核异型性多比较弱，但也可见浓染状、不规则形（**ⓑ** **ⓒ**➡）。
- 在边缘部也有相对细胞异型性较弱的细胞，要和黑变病相鉴别。
- 在上皮下的间质内可见吞噬黑色素的噬黑素细胞（melanophage）（**ⓑ**◌），这不是肿瘤的浸润。而且本例也没发现有淋巴结转移。
- 免疫组织化学：HMB45（+），Melan A（+），S100（+）。

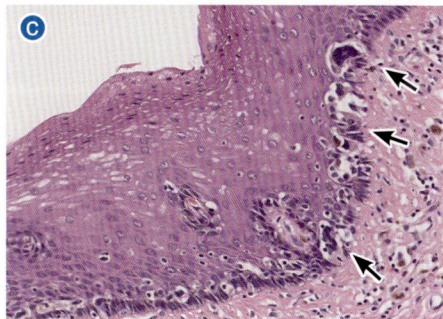

■ 病理诊断

病理诊断 上皮内恶性黑色素瘤（malignant melanoma in situ）。

鉴别诊断

- **低分化的鳞状上皮癌或癌肉瘤**：有时缺乏黑色素的恶性黑色素瘤，鉴别会成为问题。
- **食管黑变病**：可见黑色素细胞在基底细胞层增加，由于黏膜上皮内黑色素沉着，可见边界不清的黑褐色～褐色斑。与恶性黑色素瘤的鉴别要通过细胞密度和细胞异型性进行❶。
- **转移性恶性黑色素瘤**：因为不能否定转移性肿瘤，在上皮内有含有黑色素的肿瘤细胞，确认向上皮下浸润像的存在非常重要。

+α知识

- 食管的恶性黑色素瘤约占食管原发性恶性肿瘤的 0.1%。
- 多在下段、中段食管，一般多呈基底狭小的息肉样病变。
- 在皮肤原发性恶性黑色素瘤时，对病变进行活检是禁忌的，尽管在食管也多基于这个标准，但对于食管病变还没有确切的结论。因此，特别是像本例这样的平坦型病变，为了确定治疗方针也适于进行必要最小限制的活检❷（病变小的情况时进行黏膜切除活检）。

> **重要提示** 如果是的话，考虑黑色素瘤，没有变黑的时候如果鉴别诊断困难也要考虑恶性黑色素瘤的可能性。

ⓐ 斑状色素沉着

ⓑ 胞体明亮的异型细胞

吞噬黑色素的组织细胞

难易度 ★ ☆ ☆

8 有硬度的相对边界明显的食管黏膜下肿瘤

平滑肌瘤

病例 53 岁男性。既往贲门部上方食管黏膜下肿瘤（SMT）的形态发生变化，体积增大。超声内镜（EUS）诊断为黏膜肌层由来的 SMT，试行内镜下切除。

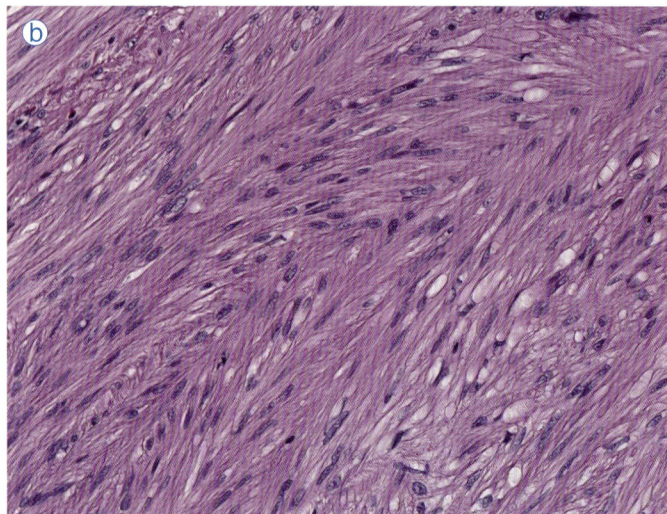

Ⅰ）内镜图像
Ⅱ）EUS
a）HE 染色（石蜡切片像）
b）HE 染色（高倍放大）

临床医生的疑问

❶ 平滑肌瘤的诊断单靠 HE 染色标本就可以吗？

❷ 请教一下免疫组织化学的鉴别点。

病理医生的态度

■ 这样解读病理像

- 整体呈 SMT 的形态，但肿瘤的表面呈溃疡 / 糜烂状（ⓐ▷）。因此，从这里的深部活检也可以进行肿瘤的确定诊断。
- 病变是形成充实性结节的非上皮性肿瘤或肿瘤样病变。内部稀疏的部分（ⓐ◌）是伴有变性的部位。
- 病变由纺锤形细胞呈条索状错综组成，在这个阶段的鉴别诊断有肌源性肿瘤、神经系肿瘤以及 GIST（胃肠间质瘤）。
- 仅通过 HE 染色正确判定这些疾病是困难的，但是<u>平滑肌瘤的核像表现为"不带过滤嘴的香烟状"（雪茄样），与两端尖锐细长的神经鞘瘤细胞的核相比表现为核两端圆润</u>（ⓑ）❶。最后结合免疫组织化学的结果诊断为平滑肌瘤。
- 基本看不到核分裂象。
- 免疫组织化学：<u>α–SMA（+，ⓒ），Desmin（+），c–KIT（–），CD34（–）</u>❷。

■ 病理诊断

病理诊断 平滑肌瘤（leiomyoma）。

鉴别诊断

- **胃肠间质瘤（GIST）**：GIST 的组织像是多彩的，在形态学上多留为最后的鉴别疾病。
- **神经鞘瘤**：消化管的神经鞘瘤的核大多不会呈典型的栅状排列，要加以注意。

+α知识

- 在食管发生的良性肿瘤比较少见，其中大半是非上皮性肿瘤的平滑肌瘤。
- 好发年龄是 30~50 岁，男性略多，部位多在下段食管。
- 平滑肌肉瘤的好发年龄是 50~60 岁，年龄较高。

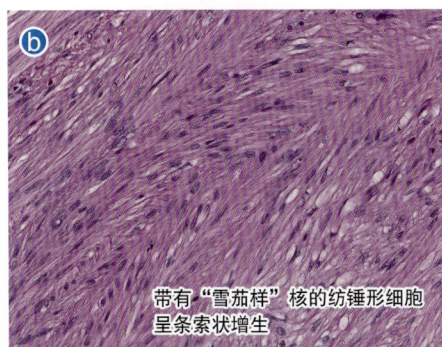

ⓐ 溃疡/糜烂状
变性部

ⓑ 带有"雪茄样"核的纺锤形细胞呈条索状增生

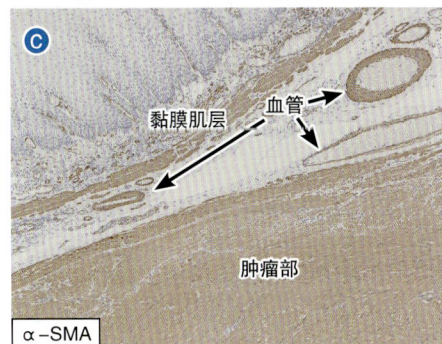

ⓒ 黏膜肌层 血管 肿瘤部
α–SMA

重要提示 黏膜下的非上皮性肿瘤的确定诊断必须通过免疫组织化学。

9 顶部有浅凹陷的黄白色小型食管黏膜下肿瘤

颗粒细胞瘤

病例 行上消化道内镜检查，发现腹部食管有 1cm 大的顶部平坦凹陷黄白色黏膜下肿物。EUS 判断病变在黏膜下层，根据患者意愿，选择内镜下治疗。

Ⅰ）内镜图像
Ⅱ）EUS
a）HE 染色（石蜡切片像）
b）HE 染色（高倍放大）

临床医生的疑问

❶ 请教一下合适的活检部位在什么地方？
❷ 请教一下与平滑肌瘤的鉴别要点。
❸ 颗粒细胞瘤也有恶性的病例吧？

病理医生的态度

■ 这样解读病理像

· 在隆起的表层残存着被下面压迫上来的黏膜上皮（ⓐ ▷），与内镜下所见的黏膜下肿物的形态一致。活检必须取到黏膜下组织❶。

· 在黏膜下可见暗色调（提示细胞丰富）相对边界清晰的实性肿瘤（ⓐ）。肿瘤部分有均一性，没有变性、坏死。

· 看上去在肿瘤的边缘好像与右端所见的黏膜肌层的肌束（ⓐ* ➤）相交，但细胞的性状不同，不是从肌组织移行过来的❷。

· 肿瘤细胞的 N/C 比较低，胞体呈细颗粒状略嗜酸性浓染。细胞核有时呈椭圆形或长椭圆形（ⓑ）。

· 免疫组织化学：

· S100（+，ⓒ），Desmin（-），α-SMA（-），CD34（-），c-KIT（-）。❷

· 组织化学法 PAS（+），即使用淀粉酶消化处理也处理不掉。

■ 病理诊断

病理诊断 颗粒细胞瘤（granular cell tumor）。

鉴别诊断 平滑肌瘤。

+α知识

· 都知道颗粒细胞瘤一般见于舌、口腔黏膜、皮肤、皮下组织、消化管等，但是在乳腺、甲状腺、气道、胆管、神经系统等全身各个脏器和组织也可能发生。在消化管以食管多发。

· 从肌源性标志物或 GIST（胃肠间质瘤）的标志物 CD34、c-KIT 表达阴性，神经系统标志物 S100 表达阳性来看，颗粒细胞瘤是末梢神经组织特别是 Schwann 细胞由来的肿瘤。

· 基本是良性的。也有报道是恶性的（<2%），在形态上判别恶性是很困难的❸。

被压迫的黏膜 / 实性肿瘤 / ⓐ*

黏膜上皮 / 黏膜肌层的肌束

N/C比较低，胞体呈细颗粒状 细胞核呈椭圆形~长椭圆形

血管壁的平滑肌阴性表达 / S100

重要提示 颗粒细胞瘤是在食管黏膜下好发的由带有丰富的嗜酸性胞体细胞形成的实性肿瘤。

0 正常结构及病变的读片方法

■ 胃的正常结构

· 胃黏膜由**黏膜固有层**、**黏膜肌层**、**黏膜下层**、**固有肌层**、**浆膜下层**、**浆膜**各层组成（ⓐ）。

· 在黏膜固有层内有腺窝（腺体隐窝）、固有胃腺，在腺窝的腺颈部有增殖细胞带（ⓑⓒ）。

· 在增殖细胞带分裂、增殖的细胞中，有向上方（胃内腔侧）移动成为**腺窝上皮**的，也有向下方（黏膜深部）分化成**固有胃腺**或**内分泌细胞**的（图）。

· 胃的表层腺窝上皮 4~8 日再生一次，固有胃腺细胞及内分泌细胞等的再生速度慢，要 1~3 年更新一次。

■ 胃活检标本的读片技巧

· 活检标本（ⓓ）的特点是只能观察胃黏膜或病变的一部分，诊断的时候要想着容易受标本采集的影响（伪影、采样误差等）。

· **看不到黏膜肌层的标本**要认识到不能观察黏膜全层。因此限制了对腺体萎缩的评价。

· 怀疑肿瘤病变时，要注意所观察的腺窝上皮的"**异型性**""**极性**""**分化倾向**"等。

· 为了评价**异型性**，即使是少量的，也要试着和同一

ⓐ 胃（黏膜固有层~固有肌层）

黏膜固有层
黏膜肌层
黏膜下层
固有肌层

ⓑ 胃（黏膜固有层~黏膜下层）

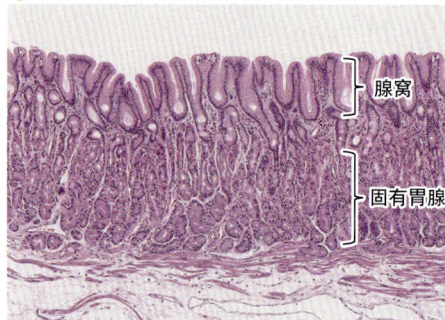

腺窝
固有胃腺

ⓒ 胃（黏膜固有层）

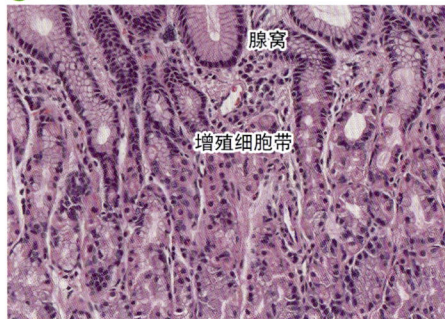

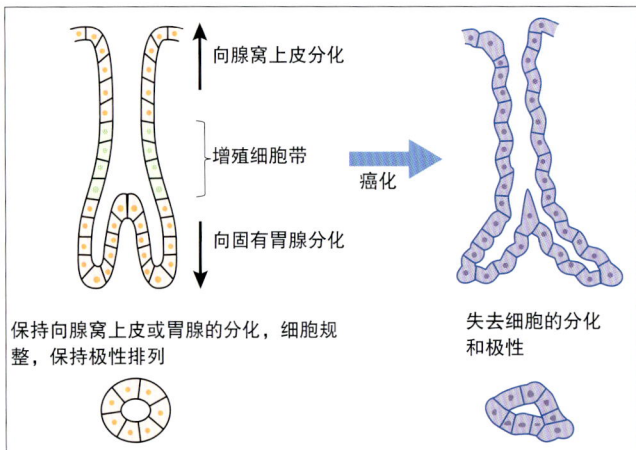

腺窝
增殖细胞带

向腺窝上皮分化

增殖细胞带　　　　癌化

向固有胃腺分化

保持向腺窝上皮或胃腺的分化，细胞规整，保持极性排列

失去细胞的分化和极性

图　胃黏膜上皮的分化及癌化

标本中所见的**正常部位相比较**（ⓔ）。没有正常部位的情况下，同其他标本或在头脑中的正常上皮相比较。

- **极性**是指细胞的朝向、排列的规则性或倾向，要注意观察每个细胞核的位置、排列等。与其高倍放大观察，不如**低~中倍放大观察全体像更容易评价**（图）。

- **分化**是指逐渐接近某种成熟组织的细胞变化，在胃黏膜，就是看**增殖细胞带**的细胞向表层移动是否作为腺窝上皮成熟化。

- 尽管增殖细胞带的细胞有不少核及核仁明显肿大（ⓕ），但在**表层保持分化和极性**，对与癌的鉴别有用。

- 炎症所见明显时，上皮内再生性变化增强，常常看到细胞"异型性"（不典型）及结构的紊乱增强，要注意不能过度诊断。

■ 胃切除、黏膜切除标本的读片技巧

- 首先对全体标本用低倍放大（物镜4倍或2倍）扫描观察，查找病变。和周围相比**结构紊乱**或有颜色**浓淡**变化的部位多为病变部位。

- 一旦找到病变部位，想着内镜所见或肉眼观察所见，用组织学确认。

- 如果观察病变整体的肿瘤组织像，则向肿瘤的**侧方、深部扩展观察**或观察其**进展形态**。

- 尽可能用弹性纤维染色标本评价**静脉浸润像**（ⓖ）。**通常，动脉与静脉伴行**，这时最好参考这一点。弹性纤维染色对浆膜浸润（pSE）的判定也有用。

- 在**肿瘤中心部位**，如果淋巴管被破坏，检出淋巴管浸润比较困难，而在**肿瘤的边缘部位**比较容易观察到淋巴管浸润像。为了正确地检查出淋巴管浸润，有时使用淋巴管内皮细胞抗体（D2-40）的免疫组织化学法是必要的。

- 在组织学的观察结束后，最后再对内镜下所见及肉眼像和肿瘤像及其进展的范围进行比较探讨（综合性探讨）是非常重要的。

ⓓ 胃活检标本

黏膜肌层
固有胃腺
腺窝

ⓔ 肿瘤-非肿瘤部交界处胃黏膜

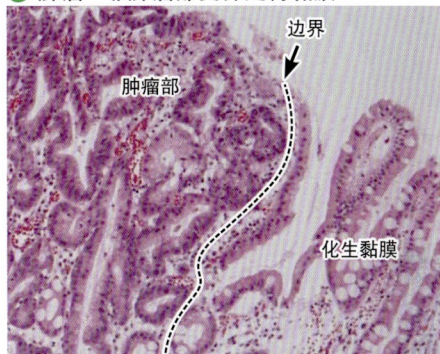

边界
肿瘤部
化生黏膜

ⓕ 胃黏膜的增殖带

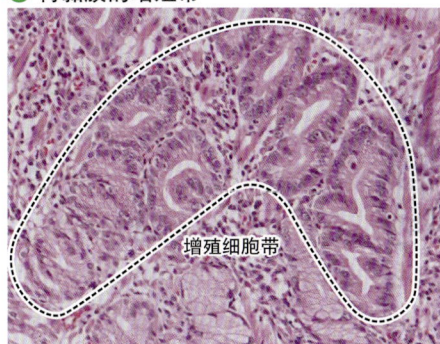

增殖细胞带

ⓖ 胃癌的静脉浸润像

静脉
动脉
弹性纤维染色

难易度 ★ ☆ ☆

1 幽门部萎缩明显、伴有溃疡瘢痕的胃黏膜

H.pylori 相关性胃炎

病例 66岁男性，数年来诊断萎缩性胃炎随访。内镜下所见幽门胃窦部萎缩明显，幽门开大。胃角部小弯可见溃疡瘢痕。在溃疡瘢痕部进行活检。

Ⅰ，Ⅱ）内镜图像
a）HE 染色（低倍放大）
b）HE 染色（高倍放大）

临床医生的疑问

❶ 请教一下 *H.pylori* 相关性胃炎的病理学特征。

❷ 如何从组织学的角度评价胃炎的程度？

病理医生的态度

■ 这样解读病理像

- 可以确认少量的黏膜肌层（ⓐ ■）。尽管很少，在该部位可以确认幽门腺及固有胃腺轻度萎缩（ⓐ ○）。
- 在黏膜固有层内，弥漫性炎症细胞浸润略明显❶（ⓐ）。
- 在腺颈部，中性粒细胞、嗜酸性细胞的浸润明显❶，在腺窝上皮内及腺窝内可见成簇的炎症细胞（ⓒ）。
- 低倍放大观察腺窝内，可见很多考虑为 *H.pylori* 的菌体❶（ⓑ ○）。

■ 病理诊断

【病理诊断】 *H.pylori* 相关性胃炎（*Helicobacter pylori* gastritis）。

【鉴别诊断】 其他类型的胃炎（酒精，药物，应激，自身免疫性等）。

【+α 知识】

- **萎缩性胃炎**：伴有固有胃腺萎缩的胃炎❶。有从幽门腺区域向胃体部扩展（多与 *H.pylori* 相关）的和伴有弥漫性胃底腺萎缩的（A 型胃炎）两种。
- *H.pylori*：呈螺旋状形态的微好氧性革兰氏阴性杆菌。在腺窝上皮的表面感染增殖。由于 *H.pylori* 感染引起肠上皮化生，但肠上皮化生本身内部没有确认的 *H.pylori*。
- **慢性胃炎的悉尼分类**（The updated Sydney System, 1996 年）[1]：推荐在胃窦大弯、小弯，胃体中部大弯、小弯，胃角共计 5 处进行活检，每个标本都按照 ① *H.pylori*，② 中性粒细胞浸润，③ 单核细胞浸润，④ 萎缩（幽门部），⑤ 萎缩（胃体部），⑥ 肠上皮化生各个项目，正常（normal），轻度（mild），中度（moderate），显著（marked）4 个等级分类评价。❷

＜参考文献＞

[1] Dixon MF, et al：Am J Surg Pathol, 20：1161 1181, 1996.

ⓐ 弥漫性炎症细胞浸润／幽门腺／黏膜肌层

ⓑ 腺窝内可见菌体

ⓒ 中性粒细胞、嗜酸性细胞的浸润明显／向腺窝内聚集的炎症细胞

> **重要提示** 腺体萎缩和炎症细胞浸润醒目的胃黏膜要高倍放大检测 *H.pylori* 的有无。

2 合并神经内分泌肿瘤的弥漫性萎缩性胃黏膜

自身免疫性胃炎

病例 50 岁女性。在当地于胃体部大弯隆起性病变活检诊断为神经内分泌肿瘤（类癌）。血液检查血清胃泌素值 6600，幽门螺杆菌便中抗原阴性。抗内因子抗体阳性，抗胃壁细胞抗体阴性。内镜下可见，缺乏胃窦的萎缩，胃体部大弯皱襞消失，pangastritis（波及从幽门到体部的广泛胃炎）的表现。为评价萎缩进行活检。

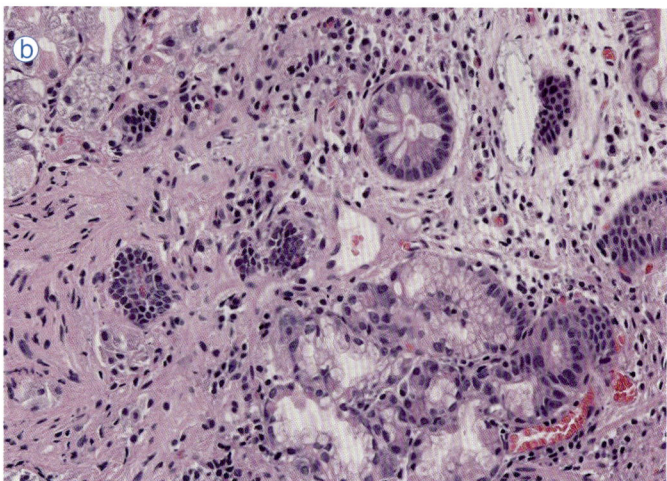

I，II）内镜图像
a）HE 染色（低倍放大）
b）HE 染色（中倍放大）

临床医生的疑问

❶ 请教 A 型胃炎的病理学特征。

❷ 内分泌细胞微小胞巢（ECM）有何意义？

病理医生的态度

■ 这样解读病理像

· 从观察到胃底腺组织（ⓐ ◌）看，与胃体部的活检标本不矛盾。

· 活检标本内可见整体轻度的炎症细胞浸润（主体为淋巴细胞、浆细胞，混有少量嗜酸性细胞），腺窝上皮为再生性，伴有出现杯状细胞的肠上皮化生（ⓐ ▮）。

· 在黏膜固有层内可见散在与腺窝上皮细胞、炎症细胞不同的细胞团（ⓑ →）。

· 从已经确认神经内分泌肿瘤的存在看，细胞胞巢有**内分泌细胞微小胞巢（ECM）**的可能性。

· **免疫组织化学**：因为怀疑 ECM 的存在，进行嗜铬素 A，突触素染色，确认阳性（ⓒ）。

胃底腺组织

肠上皮化生黏膜

与腺窝上皮细胞或炎症细胞不同的细胞团

ECM 阳性

腺组织

嗜铬素 A

■ 病理诊断

病理诊断 伴有内分泌细胞微小胞巢的再生胃黏膜（与 A 型胃炎一致）（regenerative gastric mucosa with ECM, compatible with autoimmune gastritis）。

鉴别诊断 B 型胃炎：在胃窦部可见萎缩性变化（增生性胃炎）。可见以腺颈部为中心混有中性粒细胞浸润的慢性活动性炎症。多与 *H.pylori* 相关。

+α知识 自身免疫性胃炎（A 型胃炎）：

· 伴有弥漫性胃底腺萎缩的胃体部炎症❶。引起胃酸的分泌不足，代偿性血清胃泌素值上升，结果刺激酸分泌，多伴有神经内分泌细胞的增生或 ECM。一般在幽门腺没有萎缩❶。

· 患者高概率带有抗胃壁细胞抗体或抗内因子抗体，发生维生素 B_{12} 缺乏性恶性贫血。

· 在 EMC 多发的背景里有时会发生神经内分泌肿瘤❷。

重要提示 胃炎的组织评价时，活检部位很重要。一旦怀疑 A 型胃炎，观察时注意不要漏掉 ECM。

3 胃发红色的息肉

增生性息肉

病例 84 岁男性。检查其他疾病时在胃体部发现发红色的息肉。

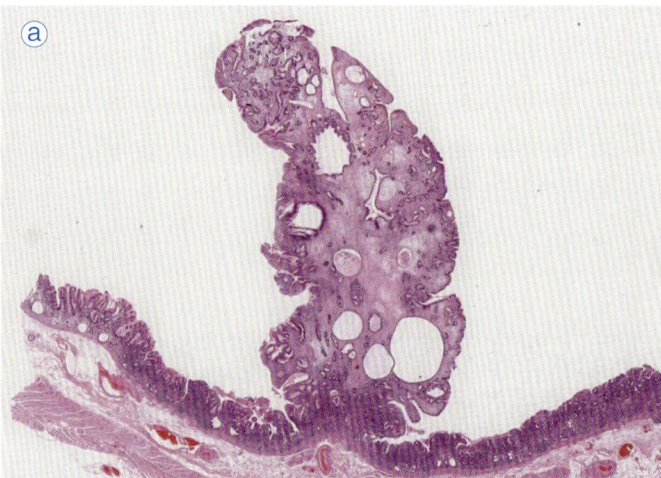

Ⅰ）内镜图像
a）HE 染色（石蜡切片像）
b）HE 染色（中倍放大）

临床医生的疑问

❶ 请教一下增生性息肉与腺瘤的病理学鉴别要点。

病理医生的态度

■ 这样解读病理像

- 是不规则形态的息肉样病变，黏膜肌层的上抬不明显（ⓐ）。
- 在息肉内部可见大小不等的腺腔（ⓐ➡）。
- 腺腔与腺腔之间色调浓淡不一，有的细胞成分较多，有的由水肿状的疏松的纤维性组织组成（ⓐ）。
- 息肉表面糜烂，表层间质是由伴有炎症细胞浸润的肉芽组织组成的，其深部水肿明显（ⓑ）。
- 腺窝上皮有丰富的黏液，核在基底膜侧排列规整❶（ⓑ 🟨）。有时内腔略微呈锯齿状，整体上上皮是增生性的。没有看到细胞异型性❶。
- 在息肉基底部炎症细胞浸润明显，但间质水肿不明显。腺窝有分支、蛇行、扩张。在这个部位也没有看到细胞异型性（ⓒ）。

ⓐ 大小不等的腺腔 黏膜肌层

ⓑ 表面糜烂状 肉芽组织 水肿状

ⓒ 炎症细胞浸润明显

■ 病理诊断

病理诊断 增生性息肉（hyperplastic polyp）。

鉴别诊断

- **胃底腺息肉**：与增生性息肉一样，是发病率高的胃上皮性良性息肉。是由胃底腺增生形成的半球形息肉，常伴有胃底腺的囊状扩张。有时多发。
- **吻合口息肉状肥厚性胃炎**：也叫息肉状囊胞状胃炎（或深囊性胃炎？）。可见腺窝上皮锯齿状增生及胃底腺的伪幽门腺化生、不规则囊状扩张。扩张的腺管有时会侵入黏膜下层。
- **腺瘤**：多表现为扁平隆起，构成细胞的细胞核呈长椭圆形❶。

+α知识

- 增生性息肉在胃体部和胃窦幽门部都可以发生。
- 大的息肉表面容易伴有糜烂，外观呈通红色。
- 有非常少的癌变报道。

> **重要提示** 对于息肉病变，重要的是探究形成病变的主体（腺窝、胃腺、间质等）是什么。

难易度 ★ ★ ★

4 伴有白苔的发红病变

再生异型上皮

病例 47 岁男性。在当地医院怀疑早期胃癌介绍过来精查。在胃窦小弯可见有边界伴有白苔的发红区域。NBI 放大内镜观察下腺管结构不清晰，血管异型也不明显。喷洒醋酸后观察表面细微结构，可见比较规整的结构，但随着时间延长，发红部位强化，进行活检。

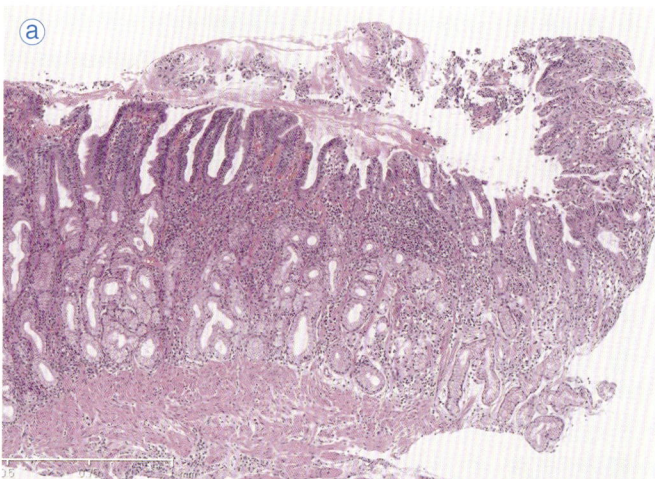

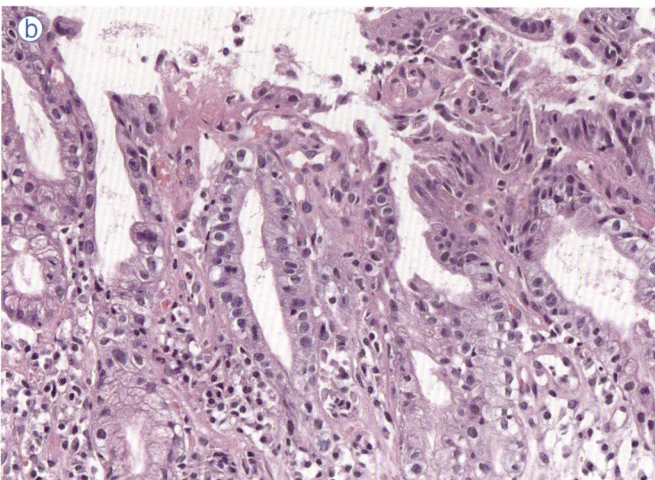

Ⅰ）内镜图像
Ⅱ）NBI 放大内镜图像
a）HE 染色（低倍放大）
b）HE 染色（高倍放大）

临床医生的疑问

❶ 请教再生异型上皮与癌的鉴别要点。
❷ 需要再次活检的话，在什么时候进行？

病理医生的态度

■ 这样解读病理像

· 在含有黏膜肌层的活检标本中可确认固有胃腺（幽门腺，ⓐ○）。

· 一部分糜烂状（ⓐ▷），包括周围黏膜在内，可见含有中性粒细胞的严重的炎症细胞浸润（以腺颈部区域为主体）（ⓐ）。

· 表层部位的腺窝上皮黏液含有量减少，核肿大、深染，伴有轻微异型（ⓐ* ⓑ）。

· 与恶性的鉴别通常很难通过某一个所见来判别，要综合细胞极性、细胞异型（N/C 比增大，核形状，核染色质的性状）、结构异型、炎症细胞浸润的程度等来评价❶。

· 在本例中，有核的深染、肿大，但不规则形核及核仁的增大不明显。而且极性相对保持❶，再加上炎症所见，考虑为再生性（异型）变化。

· 由于受活检标本的情报量所限，明确诊断困难时，希望再次活检。炎症所见很强的情况下，最好消炎后再活检❷。

糜烂状黏膜

严重炎症细胞浸润

固有胃腺

黏膜肌层

核肿大、深染，略有异型性

糜烂状

炎症细胞浸润明显

■ 病理诊断

病理诊断 糜烂，伴有再生异型的胃黏膜（erosive gastric mucosa with regenerative atypia）。

鉴别诊断 高分化腺癌。

+α知识 Group 分类（表）：在胃癌诊疗规范中关于活检诊断，在记载组织学诊断名的基础上还要记上 Group 分类。本例虽然考虑为再生性病变，由于炎症严重，定为 Group2，进行随访及消炎后再活检是合适的处置。

表 胃活检诊断的 Group 分类

Group1	正常或非肿瘤性的良性病变
Group2	判断是非肿瘤还是肿瘤比较困难的病变
Group3	肿瘤
Group4	病变判定为肿瘤，怀疑是癌
Group5	癌

重要提示 再生异型上皮与癌的鉴别是胃活检诊断中最重要的，也是最难的。

难易度 ★ ★ ☆

5 表面结构不够紊乱的低隆起性病变

管状腺瘤

病例 78 岁女性。在胃角大弯处可见 2cm 白色大颗粒状隆起。FICE 内镜观察下可见管状排列规整的肿瘤。根据患者要求，选择内镜下切除。

Ⅰ）内镜图像
Ⅱ）FICE 内镜图像
a）HE 染色（低倍放大）
b）HE 染色（中倍放大）

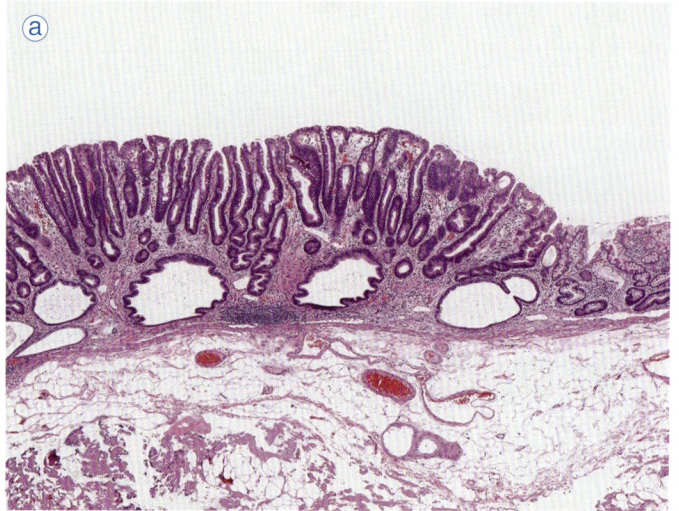

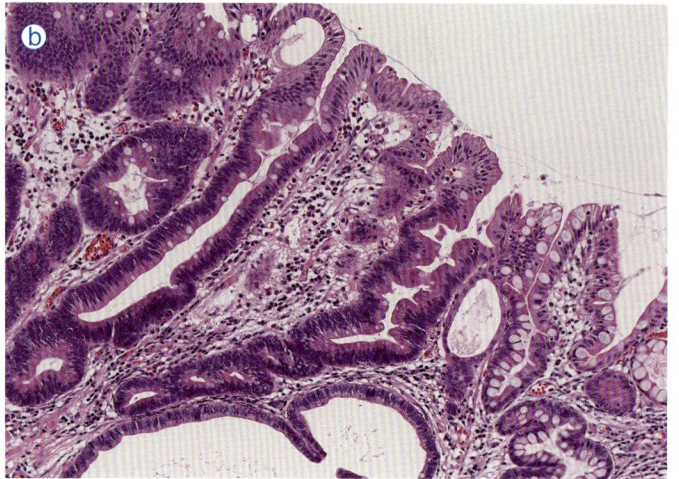

临床医生的疑问

❶ 请教与低异型度癌（高分化管状腺癌）的鉴别要点。

病理医生的态度

■ 这样解读病理像

· 与内镜所见一致，病变从周围黏膜开始轻微隆起。表面没有糜烂及溃疡。

· 在黏膜层的深部分布着扩张的腺管（**ⓐ**→）。隆起部同周围相比色调看上去比较暗，提示是由黏液含有比较少的腺窝上皮细胞构成的。

· 没有黏膜肌层（**ⓐ**■）的走行紊乱。

· 与隆起部一致的部位可见异型腺管，扩张的腺管也是由同样的上皮组成的（**ⓑ**）。在非病变部位的腺窝上皮内可见潘式细胞及杯状细胞的肠上皮化生（**ⓑ***◌）。

· 仔细观察一个腺窝，在深部带有长椭圆形核的细胞密度很高，随着向表层移行密度逐渐减少，细胞的 N/C 比变小，每个细胞的边界也变得清晰可见（**ⓑ** **ⓑ***）。也就是说，**胃黏膜腺窝上皮细胞保持了本来就有的向表层部位的分化倾向**。

■ 病理诊断

病理诊断 管状腺瘤（肠型）（tubular adenoma）。

鉴别诊断 高分化管状腺癌：

· 在增殖腺管内有时会看到异常分支或融合。此外，失去向表层的上皮分化倾向，N/C 比增高，表现为圆形的癌（异型）细胞一直置换到表层上皮❶。

· 但是，通过活检很难把握病变的整体像，有时评价分化消失也很困难。尽管内镜下所见强烈怀疑癌，得不到"癌"的病理诊断时，进行随访观察后再次活检或者进行兼有诊断及治疗的黏膜切除（EMR，ESD）也是一个选择。

+α知识 胃腺瘤

· 好发于幽门胃窦部，通常单发，表现为扁平的隆起。

· 基本没有伴有糜烂或溃疡的病例及超过 2cm 的病例。

· 根据肿瘤细胞的形态及性质分为胃型和肠型，多数为肠型。

> **重要提示** 长椭圆形核及残存表层分化倾向是胃腺瘤的典型图像，对于高分化管状腺癌的鉴别也很有用。

ⓐ 黏膜肌层　扩张的腺管　ⓑ

ⓑ 异型腺管　ⓑ*　肠上皮化生

ⓑ* 表层部与深部的细胞像不同（可见分化）　肠上皮化生

难易度 ★ ★ ☆

6 胃窦大弯的凹陷性病变

管状腺癌

病例 53 岁男性。胃窦大弯凹陷性病变活检后发现异型上皮来院。NBI 低倍放大内镜下可见比周围增大的腺管结构，但是保留了腺窝边缘上皮，很难说有结构不规整。NBI 高倍放大内镜下可见腺窝间隙内有蛇行不规则血管，活检后行 ESD。

Ⅰ）内镜图像
Ⅱ）NBI 高倍放大内镜图像
a）HE 染色（低倍放大）
b）HE 染色（中倍放大）

临床医生的疑问

❶ 请教为了与肠上皮化生区别观察的要点。
❷ 请教评价腺癌分化程度的要点。

病理医生的态度

■ 这样解读病理像

· 首先查找异型上皮与背景黏膜的边界（ⓐ→）。❶
  这个边界也叫作"前沿线形成"，这是支持肿瘤性
  病变的一个所见（在活检诊断时也使用）。

· 在肿瘤部（ⓐ◌），腺管的密度反而变低，但是分
  支或与周围的腺管融合等腺管结构不规整比较明
  显❶（ⓑⓑ*）。

· 构成腺管的细胞的核形不规整、浓染，这种异型细
  胞一直到黏膜表层都可看见，可以看出失去了正常
  的分化❶、极性（ⓑⓑ*）。

· 周围黏膜略有增生性的腺窝，间质充血瘀血（ⓐ
  ◌）。虽然从组织像很难推测血流状态，但是本例
  可以看出血管的分布及血液量（红细胞的量）与肿
  瘤部有变化（ⓐ）。

■ 病理诊断

病理诊断 中分化管状腺癌［tubular adenocarcinoma
（tub2）］。

鉴别诊断

· **再生异型上皮**：在组织形态上从①腺管的形状、②是
  否保留极性、③细胞异型的程度等来鉴别。

· **管状腺瘤**：向腺管的分化明显，腺管没有横向牵手
  的表现。典型的病例细胞核呈长椭圆形。

+α知识 **管状腺癌的分化程度**：腺癌的分化程度是
根据向腺管分化的程度来判断的。也就是说，越接
近胃腺窝的越是高分化，腺管结构不清楚的是低分
化。类似于胃腺窝、幽门腺甚至肠上皮化生上皮的
高分化腺癌，有时在结构上没有明显的异型性，细
胞异型性（特别是核）的评价是诊断的决定手段。
中分化管状腺癌的结构异型性明显，如所示病例那
样表现为分支或融合。低分化腺癌的腺管结构不清
晰，细胞间结合性变得松散。❷

重要提示 找到非病变部位，与其组织像的对比非常重要。这在小的活检标本中也是相同的。

ⓐ 非肿瘤部　异型上皮与背景黏膜边界　肿瘤部

因充血瘀血看上去发红

ⓑ 失去正常的分化和极性　ⓑ*

ⓑ* 明显的腺管分支和融合

难易度 ★ ☆ ☆

7 边界略不清晰的淡淡褪色调的胃黏膜病变

印戒细胞癌

病例 83 岁女性。胃体下部大弯可见 2.5cm 大的、与周围相比较淡的褪色调区域的病变。放大内镜观察，在凹陷的边缘可见边缘腺窝上皮残存的窝间部开大，中间存在蛇行的异型血管。在中心部位，接近边缘腺窝的观察不清晰~消失部位，可见不规则的蛇行异型血管。

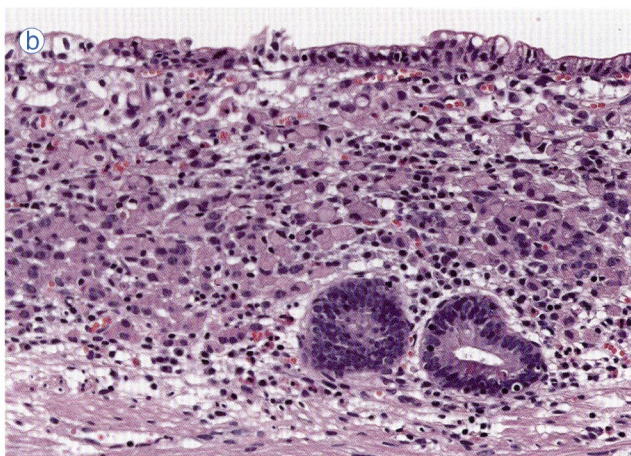

I~Ⅲ）内镜图像
a）HE 染色（低倍放大） b）HE 染色（中倍放大）

临床医生的疑问

❶ 在放大内镜下观察，病灶的中心部腺管已经荒废。这在病理学上如何反映？

❷ 看上去黏膜表面好像相对保存了，这是这种癌的特征吗？

病理医生的态度

■ 这样解读病理像

· 低倍放大下可见黏膜肌层（ⓐ▇）保存完好，黏膜表面被覆的上皮（ⓐⓑ▷）勉勉强强能够确认，但是腺窝显著减少，稀稀落落地分布❶（ⓐ▇）。

· 减少的腺窝之间可见带有淡嗜酸性胞浆的细胞集簇性分布（ⓑⓑ*）。

· 从其细胞形态上可以诊断为印戒细胞癌。

■ 病理诊断

【病理诊断】 印戒细胞癌（signet-ring cell carcinoma）。

【鉴别诊断】

· **低分化腺癌**：印戒细胞癌常与低分化腺癌混合存在。特别是深部浸润的单纯印戒细胞癌很少，多与低分化腺癌（por2）混合存在，因此进展期的病例多报告为低分化腺癌。

· **泡沫状组织细胞**：印戒细胞癌的胞体多呈相对无结构的毛玻璃样，活检标本的情况下，标本内印戒细胞的分布少的话，有时要与泡沫状组织细胞（黄斑瘤细胞）相鉴别。

· **腺窝细胞**：MALT 淋巴瘤等被破坏分离的腺窝细胞一打眼看上去像印戒细胞，但是核异型性低。

【+a 知识】 印戒细胞癌：

· 由于肿瘤细胞的胞体内含有丰富的黏液，把细胞核压向边缘，所以看上去像印戒（带有印章的戒指）（图）。印戒细胞每个细胞之间彼此缺乏结合性。

· 印戒细胞的检出及鉴别采用 PAS 染色（糖原，中性黏液染成红色）和淀粉酶消化后 PAS（糖原用酶消化后不能被染色，而黏液仍被染色）。

· 表面多残留既存的黏膜上皮，与中高分化腺癌的腺窝上皮被置换或破坏性进展不同。❷

ⓐ 上皮残留 / 稀少的腺窝 / 肿瘤细胞的浸润 / 黏膜肌层

ⓑ ⓑ*

ⓑ* 带有淡嗜酸性胞浆的细胞集簇

黏液

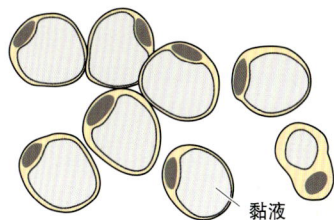

图 印戒细胞癌

【重要提示】 "印戒细胞"虽然有名，但实际上有浸润细胞认定困难的时候，要加以注意。

8 胃体上部后壁淋巴细胞浸润明显的 3 型肿瘤

EB病毒相关性胃癌

病例 60 岁男性。以空腹时腹痛为主诉行上消化道内镜检查，发现以胃体上部后壁为中心的 3 型肿物，进行活检。

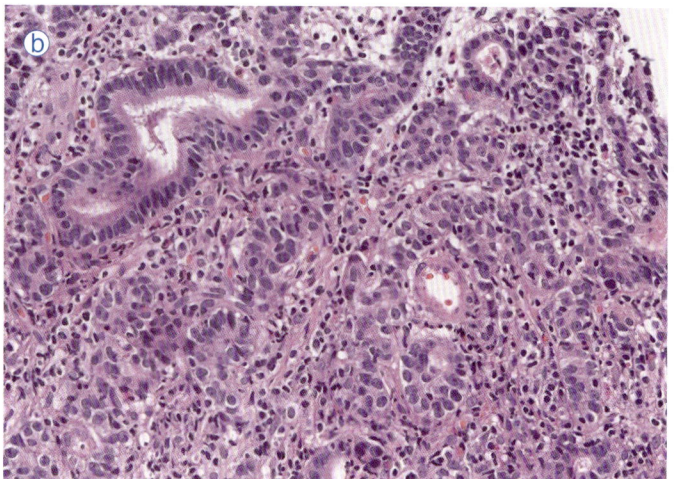

Ⅰ）内镜图像
a）HE 染色（低倍放大）
b）HE 染色（高倍放大）

临床医生的疑问

❶ EB 病毒相关性胃癌通过 HE 染色可以明确吗？

❷ 请教一下 EB 病毒相关性胃癌的病理学特征。

病理医生的态度

■ 这样解读病理像

- 整体上看细胞数很多，标本呈蓝色调（说细胞数多是因为被 HE 染色的细胞核的密度高，**ⓐ ⓑ**）。
- 细胞数多不仅是腺管上皮细胞多，间质的浸润细胞也很多。
- 虽然是形成不规整腺管结构的异型腺管，但腺管内腔多不清晰（**ⓐ* ⓑ**）。
- 腺管不仅形状不规整，细胞的异型性［N/C 比高，也有核质的增量（即核浓染）］也可见，呈中~低分化管状腺癌的表现（**ⓑ**）。
- 通过活检诊断，几乎没有额外要求评价肿瘤性状，但是在间质内有明显的以淋巴细胞为主体的炎症细胞浸润，因此怀疑是 EB 病毒相关性胃癌。**❶**
- 通过原位杂交（EBER1）（+）确认 EB 病毒的感染（**ⓒ**）。

■ 病理诊断

病理诊断 EB 病毒相关性胃癌（Epstein-Barr virus-associated gastric carcinoma）。

鉴别诊断 恶性淋巴瘤：因为淋巴细胞显著，要与 MALT 淋巴瘤等相鉴别，评价腺管上皮细胞的异型性，确切诊断是上皮细胞的异常还是淋巴细胞的异常非常重要。

+α知识 EB 病毒相关性胃癌：
- 占胃癌整体的 5%~18%。
- 好发于胃贲门部 ~ 胃体上部。**❷**
- 男性多发，预后比较良好。
- 因为中 ~ 低分化腺癌多，伴有显著的淋巴细胞（CD8 阳性，细胞伤害性 T 淋巴细胞）浸润这个特征**❷**，分类到淋巴细胞浸润癌。相反，像这样在肿瘤间质内有明显淋巴细胞浸润的胃癌基本上都是 EB 病毒相关性胃癌。

整体上细胞数很多，呈蓝色调

可见不规整的腺管结构及腺管结构不清晰的异型细胞

EBER1

重要提示 看到淋巴细胞浸润明显的胃癌要怀疑 EB 病毒相关性胃癌。

9 与早期胃癌鉴别困难的伴有浅表凹陷的胃黏膜病变

MALT 淋巴瘤

病例 50 岁男性。上消化道内镜检查发现在胃体上部 5cm 大的伴有皱襞集中的隆起性凹陷病变。放大内镜观察可见集合静脉伸展。进行了活检。

Ⅰ，Ⅱ）内镜图像
a）HE 染色（低倍放大）
b）HE 染色（中倍放大）

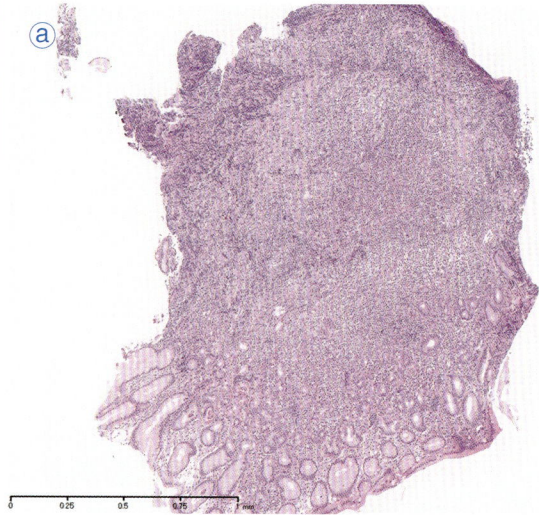

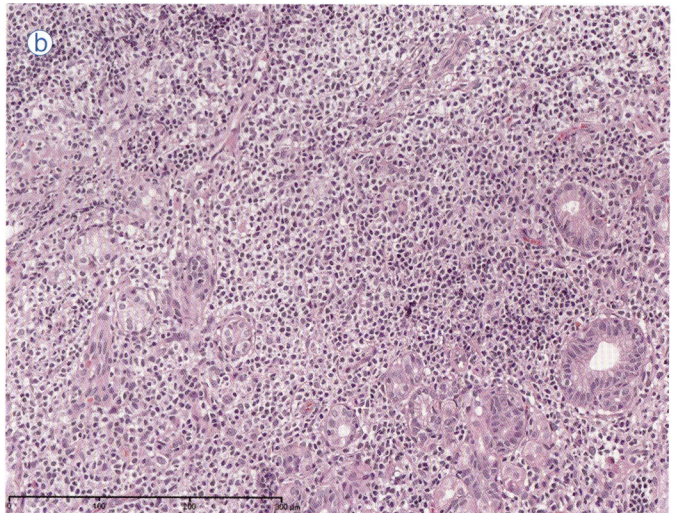

临床医生的疑问

❶ 请教一下 MALT 淋巴瘤的病理学特征。
❷ 请教一下 MALT 淋巴瘤的由来（发生）。

病理医生的态度

■ 这样解读病理像

- 浸润细胞在带有腺窝的黏膜表层部很少（ⓐ○），从深部到黏膜下更深部位可见密集的淋巴细胞样细胞浸润（ⓐⓑ）。

- 细胞浸润是相对弥漫性的，没有明显的滤泡形成（也就是说，MALT 淋巴瘤有时也呈现肿瘤细胞在生发中心内浸润，被称作 follicular colonization 的表现）。

- 浸润细胞是淋巴细胞的情况下，多见侵入既存的腺窝上皮等，上皮被虫蚀状破坏（lymphoepithelial lesion 淋巴上皮病变：LEL）（ⓒⓓ）❶现象，这可作为诊断的参考。

- 增殖的淋巴瘤细胞除了可见中心细胞样细胞（CCL）、单核细胞样 B 细胞的形态，还常可见浆细胞分化。

- 免疫组织化学：

- B 细胞标志物［CD20（+），CD79a（+）］，T 细胞标志物［CD3（-），CD5（-）］。

- 可见免疫球蛋白轻链（κ 链，λ 链）阳性细胞的比率偏移，如果 κ/λ =0.2 以下或 10 以上的话，强烈怀疑肿瘤性（偏移明显的现象叫轻链限制性或约束性）。表现为向浆细胞分化的细胞少时就不太明显。

- 上皮标记（细胞角蛋白，其他）也对腺窝的破坏、LEL 的鉴定有效（ⓓ）。

■ 病理诊断

病理诊断 MALT 淋巴瘤［MALT （mucosa-associated lymphoid tissue）lymphoma］。

鉴别诊断 反应性淋巴细胞浸润：一般情况下，MALT 淋巴瘤的异型性比较弱，单从细胞形态上看常很难判断是淋巴瘤还是反应性淋巴细胞浸润。有无 LEL 作为参考所见有时会有用，进行包括免疫组织化学的综合评价是必要的。

+α知识

- MALT 淋巴瘤：是在黏膜内形成的反应性淋巴滤泡的边缘带到滤泡间区域存在的结外性 B 细胞肿瘤化。❷约 90% 的胃 MALT 淋巴瘤患者可见 H.pylori 感染。

- 高度恶性化：在 MALT 淋巴瘤的背景下，有时会发生弥漫性大细胞型 B 细胞性淋巴瘤（DLBCL）。

重要提示 一旦看到显著的淋巴细胞浸润，就要看有无异型性、LEL 及轻链限制性。

ⓐ

黏膜层

ⓑ

弥漫性的显著的淋巴细胞样细胞浸润

ⓒ

由于异型淋巴细胞浸润，腺窝被破坏

ⓓ

LEL

细胞角蛋白

难易度 ★ ★ ☆

10 伴有耳郭样凹陷不规则的隆起性病变

弥漫性大细胞型B细胞性淋巴瘤

病例 66岁女性。因上腹部痛行上消化道内镜检查，在胃体上部大弯到后壁可见5cm大隆起性凹陷病变，进行活检。

Ⅰ）内镜图像
a）HE染色（中倍放大）
b）HE染色（高倍放大）

临床医生的疑问

❶ 仅通过HE染色标本就能知道是淋巴瘤吗？

❷ 在什么位置活检才能提高确诊率？

病理医生的态度

■ 这样解读病理像

- 在黏膜深层主体内可见弥漫性细胞成分。低倍放大下不能判断是炎症细胞浸润还是肿瘤性，但是，在黏膜层内也可见广泛的细胞浸润，腺窝数减少（ⓐ）。
- 提高放大倍数，在肉芽化的组织里混有平常的炎症细胞（以中性粒细胞、淋巴细胞及浆细胞为主），通过这些没有看到大型的异型细胞形成细胞巢，呈弥漫性分布（ⓑ）。
- 在这个阶段，鉴别诊断有低分化腺癌和恶性淋巴瘤（从形态、频率看是弥漫性大细胞型 B 细胞性淋巴瘤），行免疫组织化学染色。
- 免疫组织化学（异型细胞）：CD3（−），CD5（−），CD20（+，ⓒ），CD79a（+），Ki−67（80% 以上）。

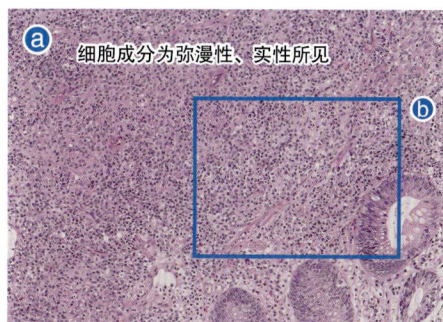

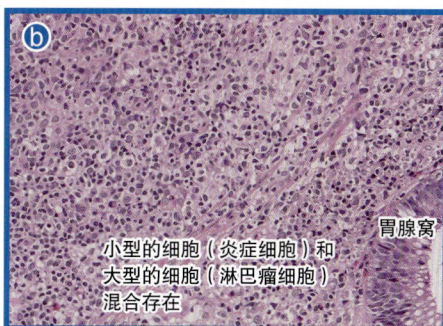

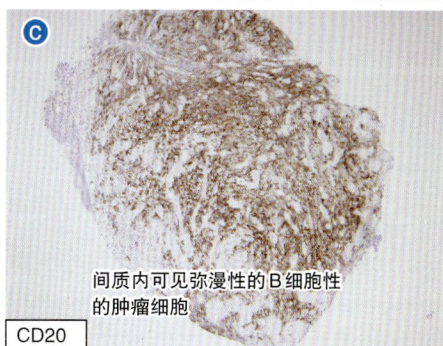

ⓐ 细胞成分为弥漫性、实性所见

ⓑ 小型的细胞（炎症细胞）和大型的细胞（淋巴瘤细胞）混合存在　　胃腺窝

ⓒ 间质内可见弥漫性的 B 细胞性的肿瘤细胞
CD20

■ 病理诊断

病理诊断 弥漫性大细胞型 B 细胞性淋巴瘤（diffuse large B cell lymphoma：DLBCL）。

鉴别诊断

- **低分化腺癌，神经内分泌癌，恶性黑色素瘤等**：弥漫性、充实性增殖的肿瘤中有需要与 DLBCL 鉴别的。其中多数是低分化腺癌，有细胞结合性松散、弥漫性增殖类似的表现。一般来说，细胞异型性要比淋巴瘤强，但异型性比较弱的情况下鉴别比较困难。即便是低分化癌样，最好结合内镜所见，进行免疫组织化学染色。❶
- **其他的恶性淋巴瘤**（套细胞淋巴瘤、T 细胞淋巴瘤、Burkit 淋巴瘤等）：根据其组织类型、细胞形态大体能诊断，最终要结合免疫组织化学来鉴别。

+α知识

- 消化管恶性淋巴瘤在结外性淋巴瘤中占比约 30%，发生部位以胃最多，其次是小肠（回盲部）、大肠等。
- 消化管恶性淋巴瘤基本上都是非霍奇金淋巴瘤，而且 B 细胞占绝大多数。
- 胃的 B 细胞性恶性淋巴瘤的 40% 是 MALT 淋巴瘤，20% 是 DLBCL。
- 很少有像癌那样伴有坏死的，在隆起部任何地方活检都行。❷

重要提示 如果要鉴别恶性淋巴瘤和低分化腺癌，立即进行免疫组织化学染色。

难易度 ★ ★ ☆

11 半球状的胃黏膜下肿物

胃肠间质瘤（GIST）

病例 47 岁女性。对胃底部有增大倾向的胃黏膜下肿物进行黏膜切开活检，活检诊断后进行手术切除。

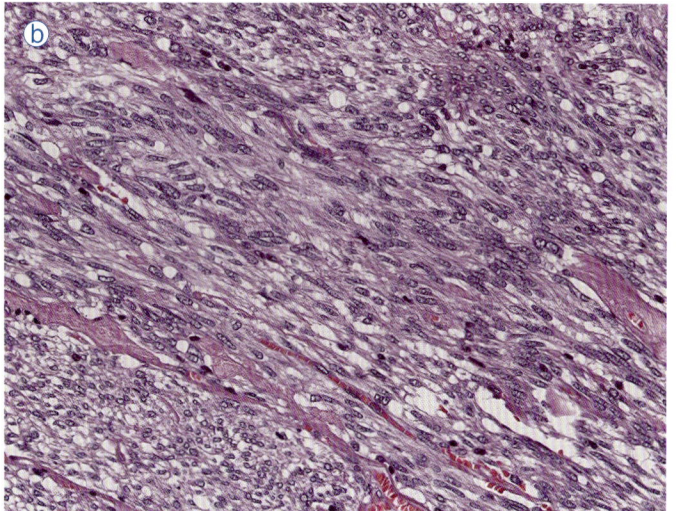

Ⅰ）内镜图像
a）HE 染色（石蜡切片像）
b）HE 染色（高倍放大）

临床医生的疑问

❶ 请教一下对胃肠间质瘤（GIST）的诊断有用的免疫染色。

❷ 如何评价 GIST 的恶性程度？

病理医生的态度

■ 这样解读病理像

· 完整保留黏膜，在黏膜下形成肿瘤（**ⓐ**）。

· 在肿瘤内，可见带有比较均一的淡嗜酸性～明亮胞体的纺锤形细胞增生，变性坏死不明显（**ⓐ* ⓑ**）。

· 核分裂像 3/50HPF 左右。

· 免疫组织化学：c–KIT（+），CD34（+，70%～80%）**❶**。

黏膜
固有肌层
肿瘤

■ 病理诊断

病理诊断 胃肠间质瘤（gastrointestinal stroma tumor：GIST）。

鉴别诊断

· 平滑肌瘤，平滑肌肉瘤，神经鞘瘤，孤立性纤维性肿瘤（SFT）：纺锤形细胞由来的肿瘤是鉴别的对象。

· Desmoid 硬纤维瘤：术后有时会发生手术相关的硬纤维瘤，要与 GIST 再发相鉴别。

+α知识

· GIST 考虑是 Cajal 间质细胞由来的肿瘤，其中多数表达 c–KIT 基因异常产物 KIT。此外，还有**血小板衍生生长因子受体 α（PDGFRA）基因异常**。

· GIST 的组织像丰富多彩，除了由类似平滑肌瘤的纺锤形细胞组成外，还有表现为上皮样（epithelioid）、核呈栅状排列的类癌样、浆细胞样（plasmacytoid）等形态。

· 十二指肠、小肠的 GIST 常可见所谓的 skeinoid fiber（丝团样纤维）嗜酸性无细胞性的小结节状病变，具有诊断价值。

· GIST 的风险分类（表）：作为恶性度的指标常用综合肿瘤直径和核分裂象数的 Fletcher 分类 **❷**，在 GIST 诊疗指南中也被采用。

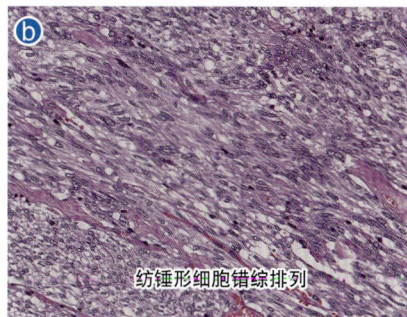

核有呈栅状排列（成横向并排）倾向

纺锤形细胞错综排列

表　GIST 风险分类 [1]

	肿瘤直径（cm）	核分裂象计数（相当于高倍放大50个视野）
超低风险	< 2	< 5
低风险	2～5	< 5
中间风险	< 5	6～10
	5～10	< 5
高风险	> 5	> 5
	> 10	不看核分裂象数
	不看肿瘤直径	> 10

<参考文献>

[1] Fletcher CD, et al：Hum Pathol, 33：459–465, 2002.

重要提示 GIST 的组织像意外地多种多样，确定诊断需要免疫染色。

0 正常结构及病变的读片方法

■ 十二指肠、小肠的正常结构

- 十二指肠从口侧开始分球部、降段、水平段、升段共 4 个部分；小肠分回肠和空肠。
- 在十二指肠降段是副乳头（副胰管开口）和 Vater 乳头部（胆管和主胰管汇合开口）的位置。
- 十二指肠、小肠壁的结构和其他消化管一样，基本由**黏膜固有层、黏膜肌层、黏膜下层、浆膜下层、浆膜**组成，但十二指肠升段位于后腹膜，缺乏浆膜。
- 十二指肠球部（~降段），从黏膜固有层深部到黏膜下层**十二指肠腺（Brunner 腺）**发达（ⓐⓑ）。
- **黏膜有环状皱襞**，呈"蛇腹"状。环状皱襞在十二指肠远端到空肠近端更加发达，在回肠末端部位变得不明显。
- 在小肠的黏膜层内密布呈指状小突起结构的**肠绒毛**（ⓒⓓ）。绒毛间是叫作**肠隐窝**的上皮凹陷（ⓔ），这个部位存在增殖细胞带。肠上皮的替换需要 3~5 日。
- 肠绒毛的大部分由高圆柱状带有刷状缘的吸收上皮细胞组成，混有少数**杯状细胞**（ⓔ）。
- 回肠末端周边部位淋巴组织（淋巴滤泡）发达，集簇在一起的叫**派尔（Peyer）斑（派尔集合淋巴结）**（ⓕⓖ）。在淋巴滤泡的中央部位有肿大的生发中心（ⓖ）。

■ 阑尾的正常结构

- 黏膜内淋巴滤泡（ⓗ ➡）显著，隐窝和大肠黏膜类似，但深度略不规整（ⓗⓘ）。
- 黏膜肌层由于淋巴滤泡多数断裂。
- 固有肌层由内外 2 层组成（ⓗ）。
- 有比较薄的浆膜（腹膜），外侧的一部分移行为阑尾系膜（脂肪组织、神经、血管、平滑肌纤维）。

ⓐ 十二指肠

十二指肠腺（Brunner 腺）　黏膜肌层

ⓑ 十二指肠

十二指肠腺（Brunner 腺）

ⓒ 小肠（空肠）

环状皱襞

ⓓ 小肠（空肠）

肠绒毛

环状皱襞

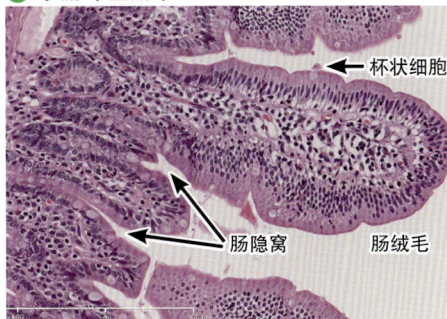

ⓔ 小肠（空肠）

杯状细胞

肠隐窝　　肠绒毛

ⓕ 小肠（回肠）

淋巴滤泡

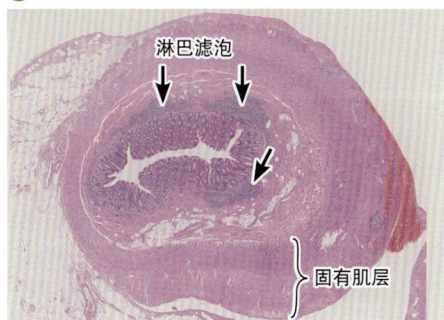

ⓖ 小肠（回肠）

淋巴滤泡

生发中心　　生发中心

ⓗ 阑尾

淋巴滤泡

固有肌层

ⓘ 阑尾

淋巴滤泡

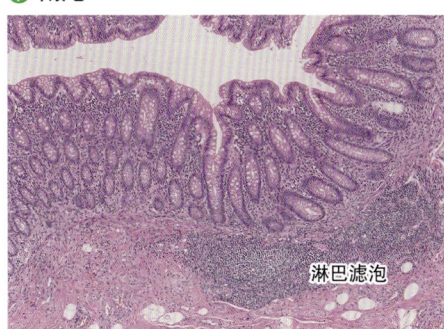

■ 十二指肠标本的观察技巧

· Vater乳头部以外的十二指肠肿瘤很少，首先确认标本是Vater乳头部还是以外别的部位，然后再进行观察。

· 病变除了有腺癌、腺瘤，还有以黏膜下肿瘤的形态出现的神经内分泌肿瘤（类癌）、胃肠间质瘤（GIST）、平滑肌瘤/肉瘤、异位胰腺、Brunner腺增生、脂肪瘤等。

· 由于十二指肠靠近胰腺，在腺癌时，除了原发性肿瘤外还要考虑到胰腺癌十二指肠浸润的可能性。

■ 小肠标本的观察技巧

· 随着双气囊小肠镜（DBE）的普及，进行小肠活检也逐渐增多，对病变的评价和对大肠标本的观察方法基本没有变化。但是作为活检及息肉切除对象的病变还是有若干特征（倾向）的。

· 日本自治医科大学附属医院进行的1127例（2663件，2000年9月25日至2012年2月29日）DBE检查中，发现小肠肿瘤65例（149件），其中小肠癌15例，恶性淋巴瘤31例，GIST 13例，血管瘤5例，神经内分泌肿瘤1例。

· 与欧美的报告相比，日本人的倾向是恶性淋巴瘤、GIST、癌比较多，神经内分泌肿瘤比较少。

· 小肠恶性淋巴瘤由于可以通过DBE活检，不用开腹手术进行化学疗法成为可能，因此谋求通过对疾病的理解及免疫组织化学染色的应用取得更详细的诊断。

1 十二指肠球部多发无蒂性颗粒样结节

十二指肠的胃黏膜异位

病例 49 岁女性。在十二指肠球部后壁可见颗粒样隆起黏膜，进行活检。

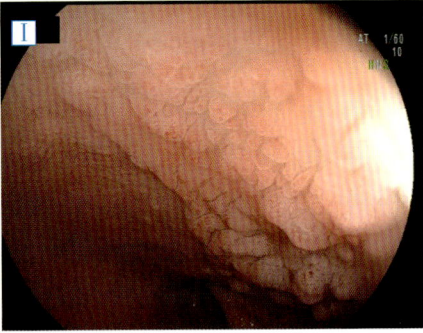

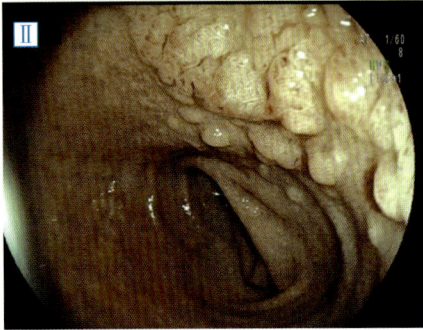

Ⅰ，Ⅱ）内镜图像
a）HE 染色（中倍放大）
b）HE 染色（高倍放大）

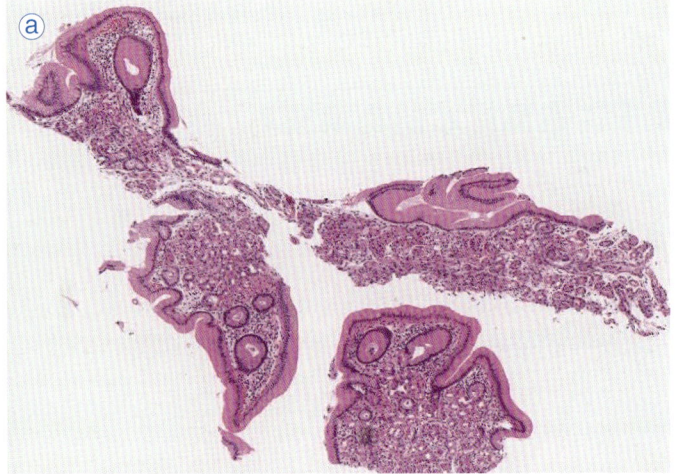

临床医生的疑问

❶ 请教一下胃黏膜异位的病理学特征。

病理医生的态度

■ 这样解读病理像

· 尽管是从十二指肠采集的组织，但表面覆盖带有明亮胞体、在基底膜侧排列规整的柱状上皮，想到了胃黏膜（ⓐⓑ）。

· 在小肠上皮下缺乏腺体组织，而这个标本在上皮下可见与腺窝不同的腺体组织密集分布。仔细观察，是由淡蓝色（主细胞）及表现为嗜酸性的细胞（壁细胞）构成的，可知是和胃底腺一样的（ⓑ∶ⓑ*）。

· 根据以上所见，诊断为具有胃固有腺（胃底腺）和胃腺窝的异位胃黏膜。

■ 病理诊断

病理诊断 胃黏膜异位（ectopic gastric mucosa）。

鉴别诊断 十二指肠腺瘤，十二指肠增生性息肉。

+α知识

· **胃黏膜异位**：一般是**球部的较小的（<1.5cm）无蒂息肉。有时多发。考虑是先天性的是因为又有主细胞和壁细胞。**❶而只有腺窝上皮缺乏胃腺的，可能是胃腺窝上皮化生。也有从胃黏膜异位发展成增生性息肉或腺瘤的。

· 在十二指肠所见的异位组织中还有异位胰腺。**异位胰腺**表现为黏膜下肿瘤的形态，多发于十二指肠乳头部附近和空肠。很少会产生临床问题，多数是在手术中偶然发现切除或是在胰十二指肠切除标本中含有。胰腺组织主要在黏膜下层至固有肌层内存在，可见分叶状结构。胰腺房细胞和导管组织必须要确认，也有看不到胰岛的。

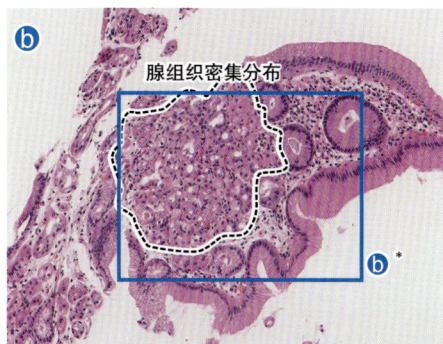

ⓐ 看不到肠上皮和十二指肠腺组织

ⓑ 腺组织密集分布 ⓑ*

ⓑ* 和胃底腺同样的腺组织　和胃腺窝同样的上皮

重要提示 在十二指肠的活检中发现胃黏膜或胰腺组织时，要确认取材部位和内镜图像再诊断。

2 慢性风湿性关节炎治疗中的患者出现白色调黏膜

肠管淀粉样变性

病例 54 岁女性。因慢性风湿性关节炎内服药物治疗过程中出现慢性腹泻、低蛋白血症，进行消化道精查。上消化道内镜检查发现十二指肠变成白色的绒毛状及明显的淋巴管扩张。在十二指肠球部、降段黏膜进行活检。

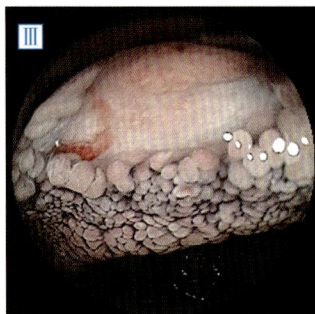

Ⅰ～Ⅲ）内镜图像
a）HE 染色（低倍放大）
b）刚果红染色（中倍放大）

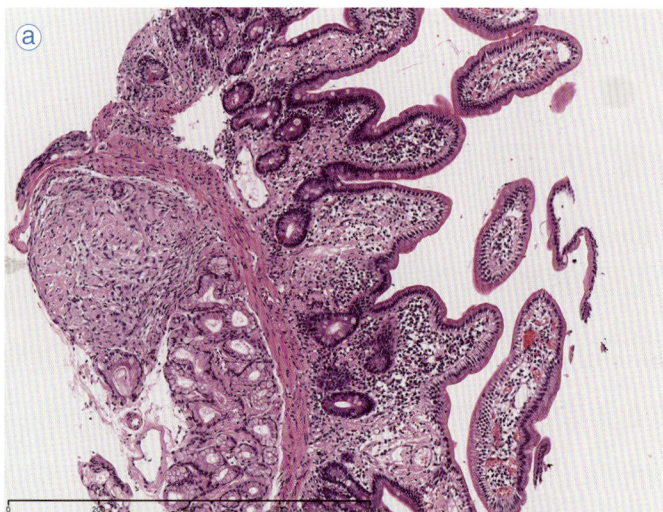

临床医生的疑问

❶ 请教一下对淀粉样变性的特殊染色。
❷ 在什么地方活检能提高诊断率？

病理医生的态度

■ 这样解读病理像

· 是从黏膜肌层以下的黏膜下层采集的十二指肠黏膜标本。

· 黏膜下层是疏松的间质组织，一般看上去是明亮的，但在十二指肠腺的附近可见略有嗜酸性染色的纤维组织（ⓐ〇）。

· 在黏膜固有层内好像伴有炎症细胞浸润，但是有的地方有点略明显的粉色调（ⓐ）。

· **特殊染色**：

· 刚果红染色（ⓑ）：在黏膜固有层、黏膜下层染成橙色。确认为淀粉样物沉积。偏光显微镜下可以确认绿色的双折率。特别是在血管壁等有较强的沉积❶（ⓑ* ⇨）。

· 本例的免疫化学染色是 AA 淀粉样物阳性。

■ 病理诊断

【病理诊断】淀粉样变性（amyloidosis）。

【鉴别诊断】没有特别的。

【+α知识】

· 淀粉样变性是具有纤维结构的淀粉样蛋白在全身脏器沉积引起功能障碍的一系列综合征。在生化学上，是凝缩的各种各样蛋白的立体结构被改变、凝集引起疾病。

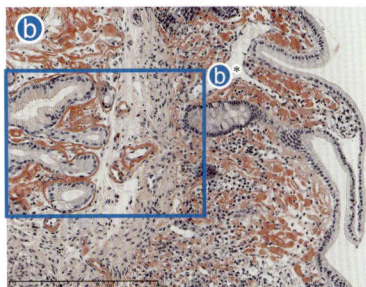

黏膜肌层
这附近也显示淡嗜酸性
染成淡嗜酸性的纤维组织

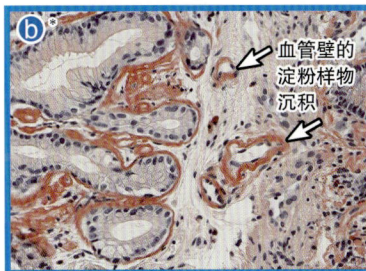

ⓑ*
血管壁的淀粉样物沉积

表　淀粉样变性的病型分类（厚牛劳动省特定疾病淀粉样变性调查研究研）

全身性淀粉样变性
免疫细胞性淀粉样变性：原发性或合并骨髓瘤，AL 淀粉样蛋白
反应性 AA 型淀粉样变性（继发性淀粉样变性）
家族性淀粉样变性：家族性淀粉样物多发性神经病
透析淀粉样变性
老年性淀粉样变性
局限性淀粉样变性
脑淀粉样变性：Alzheimer病，脑血管淀粉样变性，Creutzfeldt–Jakob病等
内分泌性淀粉样变性：甲状腺髓样癌，伴有 2 型糖尿病的胰岛或胰岛素瘤内沉积、心房沉积
皮肤淀粉样变性
局限性结节性淀粉样变性

· AA 型淀粉样变性在黏膜固有层、小血管平滑肌内可见淀粉样物沉积，因黏膜的萎缩引起临床上小肠吸收不良。

· 在本例中也确认了黏膜固有层内的淀粉样物的沉积，但是含有丰富小血管的黏膜下层的标本更容易确定诊断。❷

> **重要提示**　看到浅粉色的无结构区域要怀疑淀粉样变性。

3 引起肠套叠的回肠病变

Meckel 憩室

病例 6岁男童。因脐部到下腹部间歇性腹痛发病，之后便血。CT诊断伴有肠套叠的肠梗阻，行急诊手术（回肠部分切除）。结果是憩室成为套叠前端。

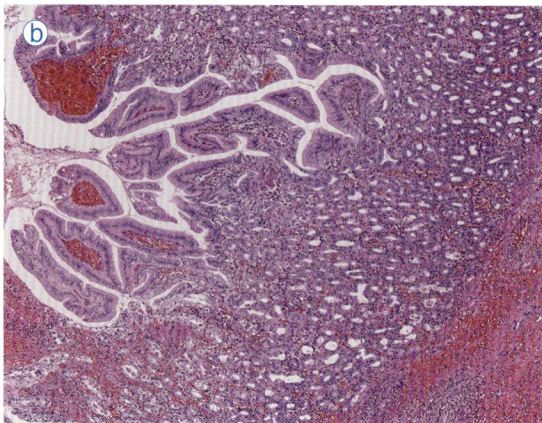

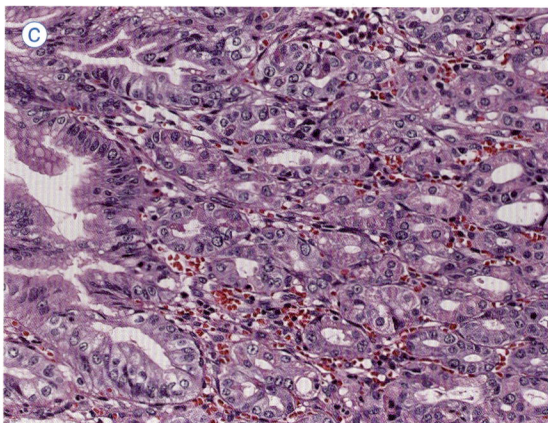

Ⅰ）**切除标本**（肉眼大体标本像）
a）**HE 染色**（低倍放大）　b）**HE 染色**（中倍放大）　c）**HE 染色**（高倍放大）

临床医生的疑问

❶ 真性憩室和假性憩室的区别是什么？

❷ 请教一下 Meckel 憩室的组织学特征。

病理医生的态度

■ 这样解读病理像

· 标本是成为肠套叠前端的憩室部，瘀血、出血明显（ⓐ）。

· 在憩室部也有肌层（ⓐ○），可知是真性憩室。

· 关注肠壁黏膜时，可见尽管是小肠黏膜，也有腺管增生（ⓑ○）。

· 进一步放大，可见增生腺管在深层部是嗜酸性、嗜碱性细胞混在的胃底腺，在表层是腺窝上皮。也就是说在空肠有**异位性胃黏膜**（ⓒ）。

· 综上所述，是有胃黏膜异位的空肠真性憩室，综合发生的部位，考虑为 Meckel 憩室。

■ 病理诊断

病理诊断 有胃黏膜异位的 Meckel 憩室（Meckel diverticulum with ectopic gastric mucosa）。

鉴别诊断 没有特殊的。

+α 知识

· 真性憩室是具有肠壁全层结构的向壁外的袋状突出物，**后天性（假性）憩室**是黏膜贯穿肌层的突出物。❶

· Meckel 憩室是在卵黄肠管的肠管侧遗留的 2~15cm 大的小肠真性憩室，**在距回盲部口侧 60~100cm 肠系膜附着侧的对侧形成**。憩室内多见异位组织（胃黏膜 > 胰腺组织），偶有腺癌等肿瘤发生。❷

在黏膜层、黏膜下层可见明显的瘀血、出血

肌层

腺管的增生

腺窝上皮

胃底腺

重要提示 在 Meckel 憩室内常可见异位组织（胃和胰腺等）。

4 小肠表现为颗粒状黏膜的病变

滤泡性淋巴瘤

病例 68 岁男性。当地医生以肠梗阻的诊断介绍过来。保守治疗缓解了，但腹部 CT 示淋巴结肿大。建议进行经口双气囊小肠镜检查。看到伴有散在性颗粒状黏膜变化，进行活检。

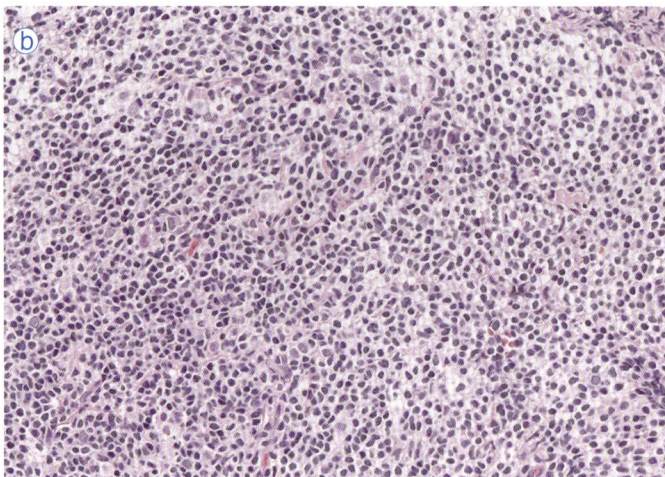

Ⅰ～Ⅲ）内镜图像
a）HE 染色（低倍放大） b）HE 染色（高倍放大）

临床医生的疑问

❶ 请教一下对滤泡性淋巴瘤诊断有用的免疫染色。

❷ 在何处活检能提高诊断率?

病理医生的态度

■ 这样解读病理像

- 可知是有黏膜肌层（ⓐ■），黏膜上皮（ⓐ→）内有杯状细胞的小肠黏膜。
- 在黏膜相对表层部可见细胞巢状（结节状）的细胞集簇（ⓐ⭕），该部位没有腺管。
- 看上去像是肿大的淋巴滤泡，但是在**肿大的部分里没有生发中心的形成**。
- 细胞浸润不仅限于细胞巢部，在肠绒毛上皮下的间质内也可见很多的细胞浸润（ⓐⓒ→）。
- 表现为细胞巢（结节）状集簇的细胞是小到中型的淋巴细胞样细胞，伴有核内裂纹的异型性（ⓑ）。
- 免疫组织化学: B细胞标志物［CD20(＋)，CD79a(＋)］，CD10(＋)，BCL-2(＋,ⓒ)，BCL-6(＋)。❶

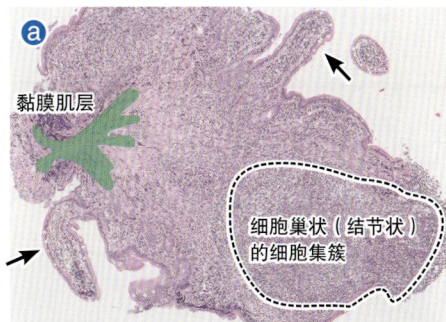

■ 病理诊断

病理诊断 滤泡性淋巴瘤（follicular lymphoma）。

鉴别诊断

- 套细胞淋巴瘤，MALT 淋巴瘤见表 1。
- 反应性滤泡增生：在反应性滤泡增生的生发中心内混杂着异染体巨噬细胞（tingible body macrophage），BCL-2(－)，CD10(＋)。

+α知识

- 滤泡性淋巴瘤的级别分类见表 2。
- 取活检时，如果从颗粒状黏膜开始取，多能检出上皮下浸润的淋巴瘤细胞［CD10(＋)，BCL-2(＋)］（ⓒ）❷。

ⓐ
黏膜肌层
细胞巢状（结节状）的细胞集簇

ⓑ
结节状的部分里可见表现为核型不规则的淋巴细胞样细胞增生

ⓒ
BCL-2

表1 中～小型 B 细胞淋巴瘤的免疫组织化学比较

	CD5	CD10	CD23	BCL-2	Cyclin D1
MALT 淋巴瘤	－/＋	－	－	＋	－
套细胞淋巴瘤	＋	－	－	＋	＋
滤泡性淋巴瘤	－	＋	－	＋	－
伯基特（Burkitt）淋巴瘤	－	＋	－	－	－

表2 滤泡性淋巴瘤的级别分类

Grade1	0~5/高倍视野
Grade2	6~15/高倍视野
Grade3	>15/高倍视野
Grade3A	混有中心细胞（centrocyte）
Grade3B	不混有中心细胞（centrocyte）

* 依据中心母细胞（centroblasts）的数量分级

> **重要提示** 与反应性滤泡增生的鉴别点是异染体巨噬细胞（tingible body macrophage）的消失、BCL-2 的表达、肠绒毛内 CD10 阳性细胞浸润等。

5 引起肠套叠的小肠息肉病变

Peutz–Jeghers 型息肉

病例 15 岁男性。母亲是 Peutz–Jeghers 综合征患者。过去没有开腹手术史。以腹痛发病，CT 诊断为肠套叠。小肠内可见多发息肉，为避免肠管切除，在小肠镜下行息肉切除术。

Ⅰ）内镜图像
Ⅱ）切除标本（内镜图像）
a）HE 染色（石蜡切片像）
b）HE 染色（高倍放大）

临床医生的疑问

❶ 错构瘤性息肉是什么？

病理医生的态度

■ 这样解读病理像

- 是呈分叶结构的息肉病变，中心部可见黏膜肌层，从该处呈放射状/树枝状展开（ⓐ▇）。
- 增生的腺管是由富含黏液明亮的圆柱状上皮和呈小肠上皮形态的结构混杂组成的，没有极性紊乱（核在基底膜侧规整排列），每个细胞也没有异型性（ⓐ*ⓑ）。
- 根据没有异型性的腺管上皮增生及分叶状（树枝状）增生的间质内有平滑肌纤维进入的特征，诊断为Peutz–Jeghers 型息肉。

■ 病理诊断

（病理诊断）Peutz–Jeghers 型息肉（Peutz–Jeghers polyp）。

（鉴别诊断）

- 肿瘤性息肉（腺瘤、腺癌）：因为伴有结构异型、细胞异型，根据这个标准可见除外。
- 幼年性息肉：错构瘤性息肉（后记）的一种。息肉的表面伴有糜烂状出血，间质内水肿，炎症细胞浸润明显。在深部多见腺管扩张，腺管上皮本身的增生基本不明显。而且没有像 Peutz–Jeghers 型息肉那样有明显的平滑肌伸展。

（+α知识）

- Peutz–Jeghers 综合征：表现为常染色体显性遗传，除了肠管息肉，还以皮肤、黏膜的色素沉着为特征。息肉按回肠、空肠顺序在小肠多发。
- 除了 Peutz–Jeghers 综合征患者以外也可以形成在组织学上相同的息肉。
- **错构瘤性息肉是指几种构成其组织的成分混合增生**形成的息肉（黏膜隆起性病变），具体地说，可见**腺管上皮（不是锯齿状，单纯）增生，黏膜肌层肌束的树枝状增生**等。❶ Peutz–Jeghers 型息肉也是错构瘤的一种。

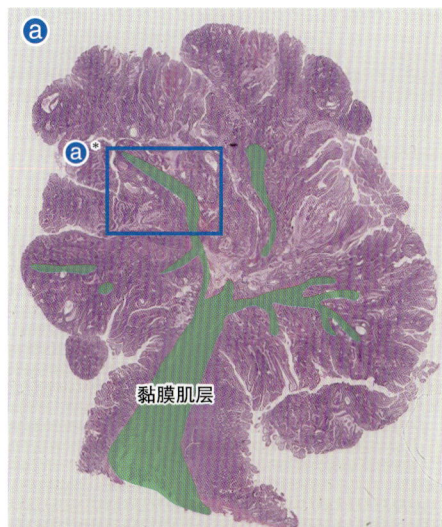

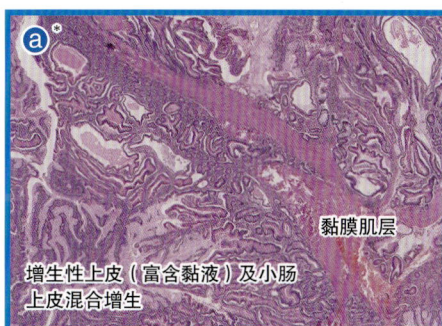

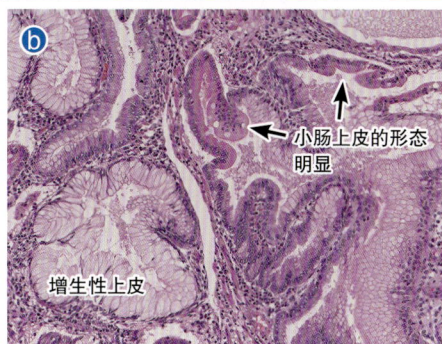

黏膜肌层

增生性上皮（富含黏液）及小肠上皮混合增生

黏膜肌层

小肠上皮的形态明显

增生性上皮

> **重要提示** 错构瘤性息肉上皮的增生显著而缺乏细胞异型性。

6 急性阑尾炎的病程分期

急性蜂窝织性阑尾炎

病例 53 岁女性。10 天前出现下腹痛。在当地（妇科）就诊没有妇科问题，给予抗生素、镇痛药后症状有轻度改善。之后，有腹痛的增强再次去同一地方就诊，有反跳痛、发热（38.7℃），WBC 12,400/CRP 21 增高。腹膜刺激症状也确认，行急诊手术。

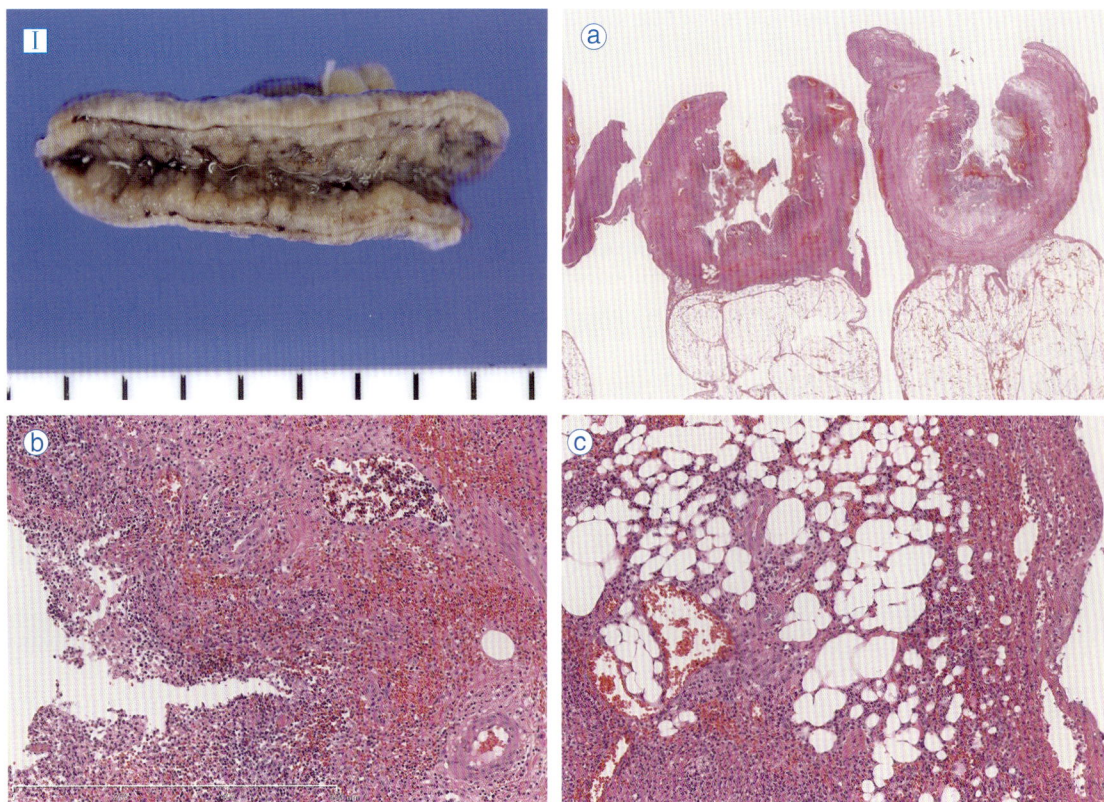

Ⅰ）切除标本（肉眼像）
a）HE 染色（石蜡切片像）
b，c）HE 染色（中倍扩大）

临床医生的疑问

❶ 请教一下阑尾炎不同病期组织像的不同。

病理医生的态度

■ 这样解读病理像

· 阑尾壁整体肥厚，既存的层次结构变得有点不易区分。这是因为弥漫性炎症细胞浸润、水肿（**a**）。

· 黏膜表面呈糜烂状（**a b**）。

· 浸润细胞以中性粒细胞为主，淋巴细胞和浆细胞等也很多。

· 炎症波及肌层和浆膜下的脂肪组织，浆膜表面有纤维素渗出，中性粒细胞也在浆膜表面出现（局限性腹膜炎，**c**）。

· 阑尾壁还没陷入坏死的状态。

■ 病理诊断

病理诊断 急性阑尾炎（蜂窝织性阑尾炎）［acute（phlegmonous）appendicitis］。

鉴别诊断 尽管临床上怀疑阑尾炎进行了手术，没有看到炎症，或者非常轻微的炎症时，要考虑**阑尾癌、阑尾的神经内分泌肿瘤、子宫内膜异位症**等疾病的可能性。特别是子宫内膜异位症有时只能确认少量的内膜腺体在浆膜部或浆膜下组织内。这时 ER、PR 等免疫染色有助于诊断。

+α知识 急性阑尾炎根据病程分为①卡他性阑尾炎，②蜂窝织性阑尾炎，③坏疽性阑尾炎。❶①②可以瘢痕性治愈。

①**卡他性阑尾炎**：炎症局限在黏膜表层，❶黏液等的分泌亢进，缺乏组织破坏。

②**蜂窝织性阑尾炎**：中性粒细胞的浸润从黏膜到肌层、浆膜及阑尾系膜弥漫性扩展，❶没有阑尾壁的坏死、破坏。

③**坏疽性阑尾炎**：伴有强烈的炎症细胞浸润，阑尾壁陷入坏死（坏疽）状态，❶坏死意味着组织·细胞死，坏疽是指在陷入坏死状态的组织内引起细菌感染造成的继发性强烈改变的状态。

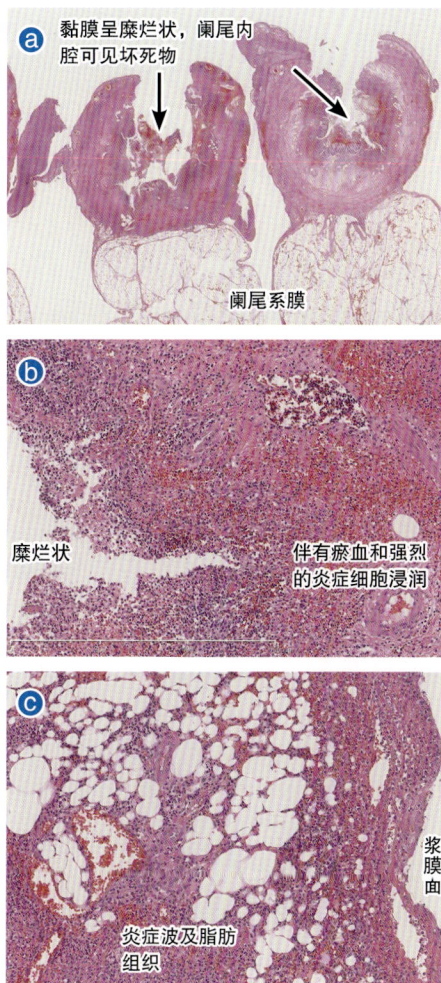

重要提示 急性阑尾炎要观察炎症的种类、强度及波及的程度。

a 黏膜呈糜烂状，阑尾内腔可见坏死物

阑尾系膜

b 糜烂状　伴有瘀血和强烈的炎症细胞浸润

c 炎症波及脂肪组织　浆膜面

0　正常结构及病变的读片方法

大肠的正常结构

- 大肠壁和其他消化管一样由腺管、黏膜固有层、**黏膜肌层、黏膜下层、固有肌层、**浆膜下层及浆膜（没有浆膜的部分是外膜）各层组成（**a** **b**）。
- 大肠的腺管上皮是柱状上皮，有丰富黏液，核在基底膜侧规则排列（**b** **c**）。细胞增殖在腺管的深部进行。

观察大肠活检、黏膜切除标本的技巧

- 大肠黏膜上皮的评价，如果排除了锯齿状息肉和炎症性肠病，对是否是肿瘤性很少有问题，而**异型上皮**（腺瘤或异型）的程度（grading）则常常出现问题。因此，这里主要着眼于"**结构异型**""**细胞异型**"的强弱（程度）的评价。
- 在**腺瘤**中，增生细胞的核变成椭圆形~长椭圆形。核的排列从在基底膜侧比较规整地排列到与相邻的细胞重合、与基底膜的距离参差不齐（多为假复层化），与大部分核的异型性相关（**d**~**g**）。
- 要注意那些比椭圆形圆的伴有核仁肿大的核。在腺瘤中也有异型度高的所见，根据病例不同，有必要进行与癌的鉴别（**g**）。
- **结构异型**多伴有细胞异型性或细胞极性的紊乱，要注意腺窝的不规则分支或腺管的融合。
- 腺瘤从其组织结构可以分为**管状、绒毛状、绒毛管状、锯齿状**等。其中，特别是表现为绒毛状发育形态的提示在生物学上恶性度高，在观察息肉切除标本时要密切注意观察有无癌巢或伴有浸润癌成分。
- 关于**炎症性肠病的诊断**，要观察浸润炎症细胞的种类、程度及其对腺管的影响（隐窝炎，隐窝脓肿，腺管破裂，再生性变化等）、糜烂、溃疡、纤维化的有无及程度、有无肉芽肿等。

a 正常大肠（黏膜层~固有肌层）

黏膜层
黏膜下层
固有肌层

b 正常大肠（黏膜层）

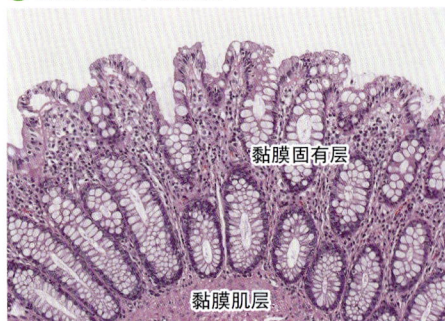

黏膜固有层
黏膜肌层

c 正常大肠（黏膜层）

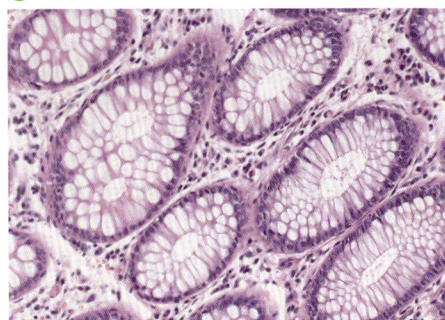

d 大肠腺瘤（低异型度）

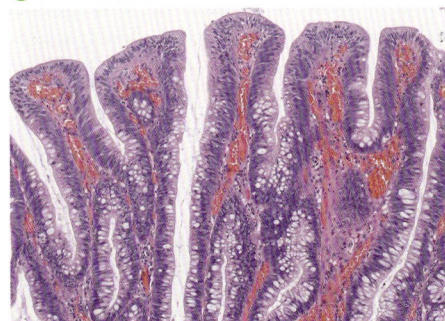

■观察大肠切除标本的技巧

· **早期癌**时，用连续平行切割的薄片检索，正确评价浸润深度（图1）。**进展期癌**时，取代表性切割或十字切割，立体把握肿瘤（图2）。

· **炎症性肠病**时，在适应切除的主病变以外，一般用逐步回归（非连续性样品）检索，这时基本是在肠管的长轴方向切割（与黏膜肥大垂直），当有纵行溃疡或黏膜皱襞的消失明显时，有时用环切方向切割的方法检索。

· 大肠腺癌虽然与胃癌相比缺乏组织型的多样性，但混有黏液癌的成分或在肿瘤的前端失去分化度的情况也很常见。

· 在观察肿瘤组织像的病变整体时，要观察肿瘤向侧方、深部的扩展及其进展的形态。

· 静脉侵袭像用弹力纤维染色标本来评价。

ⓔ 大肠腺瘤（低异型度）

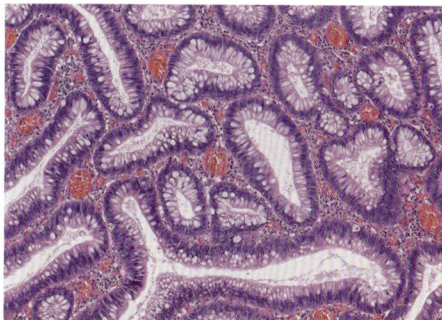

ⓕ 大肠腺瘤（低异型度）

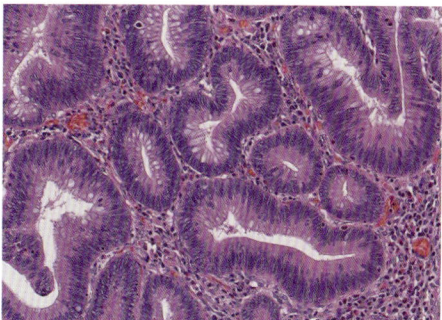

ⓖ 大肠腺瘤（高异型度）

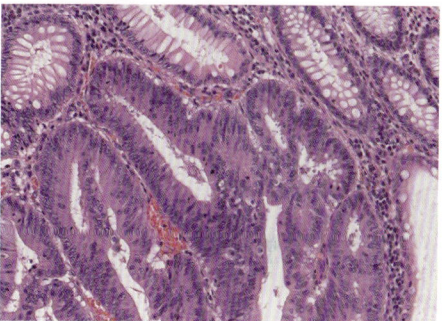

图1　早期癌的切割

图2　进展期癌的切割

1 腹泻、腹痛、黏血便等症状恶化的结肠炎病例

溃疡性结肠炎

病例　26 岁女性。被诊断为溃疡性结肠炎，持续治疗中。出现腹泻、腹痛、黏血便的症状恶化，行下消化道内镜检查。

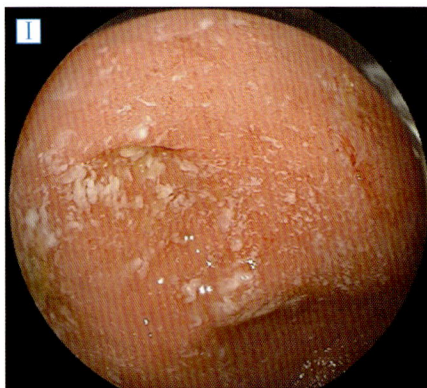

Ⅰ，Ⅱ）内镜图像
a）HE 染色（低倍放大）
b）HE 染色（中倍放大）

临床医生的**疑**问

❶ 请教一下溃疡性结肠炎的活检诊断要点。

❷ 请教一下 Matts 分类。

病理医生的态度

■ 这样解读病理像

· 标本只能确认少量的黏膜肌层（ⓐ■），整体上，因为黏膜固有层的间质有严重的淋巴细胞、浆细胞及中性粒细胞浸润❶，看上去呈粗糙的蓝色。

· 可见中性粒细胞侵入腺管上皮内（隐窝炎：cryptitis，ⓐ* ➤），或在腺管腔内可见混有坏死物的炎症细胞集簇（隐窝脓肿：crypt abscess，ⓑ ○）。这些所见是活动性炎症的指标。

· 腺管上皮由于再生性的影响黏液细胞减少（ⓑ ⇨）。

· 没有类上皮细胞肉芽肿。

· 在溃疡性结肠炎的外科切除标本（ⓒ）中，表面糜烂状，**隐窝短缩不能到达黏膜肌层**，**不规则分支及扩张**更加明显。活检标本也应一边想到这些一边观察。❶炎症细胞浸润严重，隐窝炎（ⓒ ➤）及隐窝脓肿（ⓒ ▷）也随处可见。

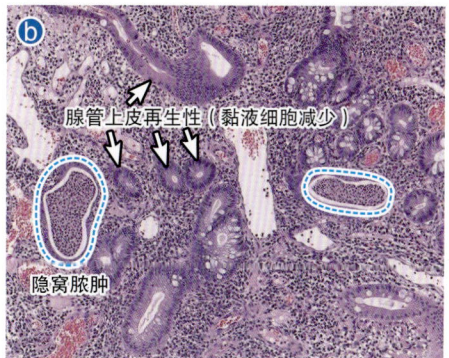

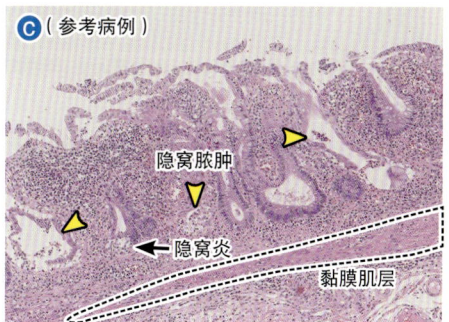

■ 病理诊断

病理诊断 提示溃疡性结肠炎（活动期）（ulcerative colitis）。

鉴别诊断 克罗恩病（第4章-3），非特异性结肠炎，肠结核（第4章-4），巨细胞病毒性肠炎（第4章-2）。

+α知识

表　Matts活检组织分类

Grade1	正常
Grade2	向黏膜、黏膜固有层轻度圆形细胞、多核白细胞的浸润
Grade3	向黏膜固有层、黏膜下层较严重的炎症细胞浸润
Grade4	黏膜全层存在显著的细胞浸润及隐窝脓肿
Grade5	糜烂、溃疡、黏膜坏死，显著的细胞浸润

· 田中诊断标准（第1标准）——判断是否是炎症性肠病[1]：评价 H_1（隐窝的萎缩）、H_2（隐窝的弯曲）、H_3（basal plasmacytosis+ 高度单核细胞浸润）、H_4［潘式细胞化生（从肝曲到肛侧）］的有/无（1分/0分），代入下列公式判断的方法。

$2H_1+3H_2+3H_3+2H_4-4=2$ 分以上可以确诊。

黏膜肌层
严重的炎症细胞浸润

向上皮内的中性粒细胞浸润像

腺管上皮再生性（黏液细胞减少）
隐窝脓肿

ⓒ（参考病例）
隐窝脓肿
隐窝炎
黏膜肌层

<参考文献>
[1] 田中正则：大腸の炎症性疾患：生検診断のアルゴリズム. 病理と臨床, 26：784-794, 2008.

重要提示 炎症细胞浸润的程度及隐窝的变化是溃疡性结肠炎诊断的重点。

2 控制不好的溃疡性结肠炎

溃疡性结肠炎+巨细胞病毒感染

病例 20岁男性。因溃疡性结肠炎发病在当地开始激素治疗，减量至5mg，但是症状恶化，进行粒细胞吸附疗法（GCAP）。AZA+激素再增量，再次症状复燃，因治疗控制不好转院。行下消化道内镜检查。

Ⅰ，Ⅱ）内镜图像
a）HE染色（低倍放大）
b）HE染色（高倍放大）

临床医生的疑问

❶ 巨细胞病毒感染通过HE染色也能一定程度了解吗？

❷ 适宜的活检部位是在凹陷部还是在边缘部？

病理医生的态度

■ 这样解读病理像

- 大肠黏膜呈糜烂状，黏膜层可见比较严重的炎症细胞浸润（**ⓐ**）。在糜烂部腺管减少（**ⓐ**○）。
- 腺管上皮内也可见中性粒细胞浸润的隐窝炎（**ⓑ**○）。这是与溃疡性结肠炎相关的所见。
- 有些部位在血管内皮及间质内可见少数带有核内封入体的细胞（**ⓑ**▷）。
- 虽然作为<u>巨细胞病毒（CMV）感染细胞</u>特征性的核内封入体像，即表现为所谓的"猫头鹰眼"样的细胞像的 Cowdry A 型很有名（图），但实际上那样的细胞的检出率不高。**❶**较好的是浓染核，略大型核等所见，应该追加免疫组织化学染色。

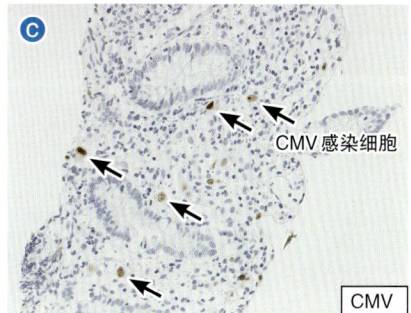

核内封入体

在封入体周围伴有称作光环 Halo 的明亮区域

| Cowdry A 型核内封入体 | full 型核内封入体 |

图　核内封入体

■ 病理诊断

病理诊断 溃疡性结肠炎（UC）+ 巨细胞病毒（CMV）感染症（ulcerative colitis & cytomegalovirus infection）。

鉴别诊断 其他原因引起的**难治性溃疡性结肠炎**。

+α 知识

- 尽管由于在难治性溃疡性结肠炎中高概率检出 CMV，**提示 CMV 与 UC 的难治化发展相关而受到重视**，但实际上有多大程度参与了病情目前还不清楚。
- CMV 初发感染是隐性或一过性终了，但病毒残留，在免疫抑制下复活。
- CMV 抗原血症（antigenemia）多用于 CMV 复活的诊断，但 CMV 肠炎的诊断最好用组织中 CMV 感染细胞证明，如上所述，多进行在**细胞形态学的基础上追加免疫组织化学**染色。
- CMV 感染<u>血管内皮细胞，引起末梢循环障碍造成溃疡化，因此 CMV 感染细胞多在溃疡底的组织被检出</u>（在溃疡边缘也可以有部分被检出）。**❷**

<参考文献>
- 松岡克善：潰瘍性大腸炎におけるサイトメガロウイルス感染. 消化器 BooK 02, 139–141, 2010.

重要提示 UC 要注意上皮，CMV 要注意血管内皮。

图 ⓐ 右侧标注
黏膜面

腺管减少

糜烂状黏膜面

图 ⓑ 右侧标注
带有核内封入体的细胞

隐窝炎

图 ⓒ 标注
CMV 感染细胞

CMV

3 横结肠散在纵行倾向的阿弗他样糜烂

克罗恩病

病例 51岁男性。既往因十二指肠溃疡狭窄手术。持续38℃左右，没有明确发热原因，进行消化道精查。下消化道内镜检查可见在横结肠内散在纵行倾向的类似阿弗他样糜烂，进行活检。

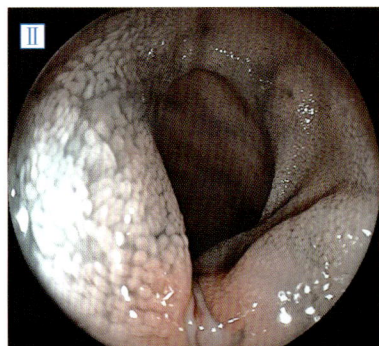

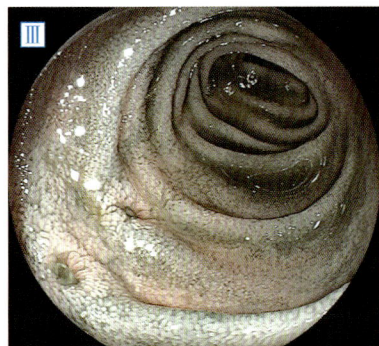

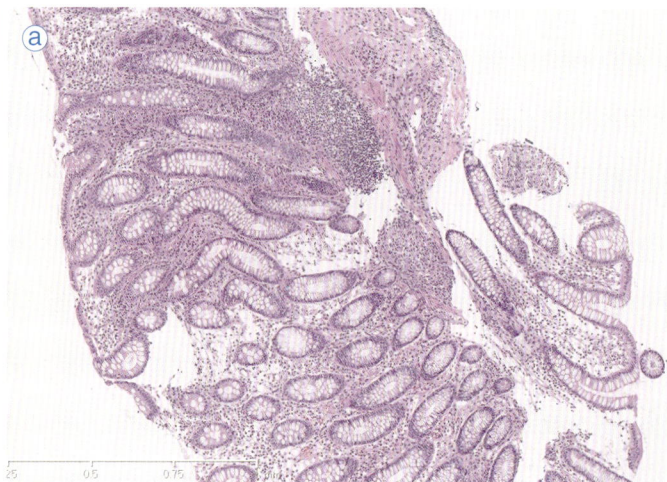

Ⅰ~Ⅲ）内镜图像
a）HE染色（低倍放大）　b）HE染色（高倍放大）

临床医生的疑问

❶ 什么样的表现才能叫肉芽肿？

❷ 在什么部位活检能提高诊断率？

病理医生的态度

■ 这样解读病理像

- 糜烂状黏膜，间质内可见相对弥漫性的炎症细胞浸润（在这种放大情况下无法判断浸润细胞的种类），但是有些不均一，还有些巢状的部位（ⓐ）。
- 在黏膜层深层，可见小的**类上皮细胞肉芽肿**（ⓑ○）。（类上皮细胞）肉芽肿是宛如上皮细胞的细胞巢样的巨噬细胞聚集而成的病灶，是比较特殊的免疫·炎症反应的组织像。❶（也可以参照第4章–4）。
- 肉芽肿多见于黏膜层内，其频率根据病例不同多少不一。糜烂或溃疡变化强烈的部位在组织标本上有时反而很难判定肉芽肿。❷
- 结核或其他的肉芽肿的多核巨细胞也不少见，但是克罗恩病所见的肉芽肿一般比较小（有时不明显），不伴有坏死，也很少出现**多核巨细胞**。因此，本例的肉芽肿可以说和克罗恩病伴有的肉芽肿不矛盾。

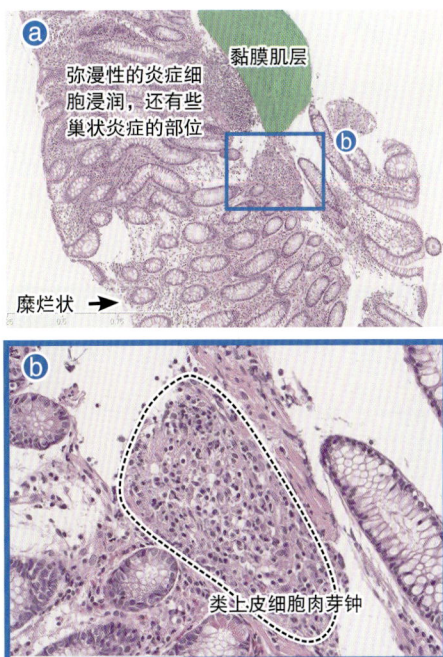

弥漫性的炎症细胞浸润，还有些巢状炎症的部位

黏膜肌层

糜烂状 →

类上皮细胞肉芽钟

■ 病理诊断

病理诊断 与克罗恩病一致的组织像。

鉴别诊断

- 溃疡性结肠炎或其他肠炎。
- 见到肉芽肿时，其他的肉芽肿性炎症（参照第4章–4）。

+α知识（表）

表　克罗恩病与溃疡性结肠炎的病理所见的比较

组织所见	克罗恩病	溃疡性结肠炎
炎症	铺路石征，透壁性淋巴滤泡形成	糜烂性 黏膜层~黏膜下层（中毒性巨结肠时炎症波及超过黏膜层）
隐窝炎/隐窝脓肿	即使有，也是轻度的	常见
充、瘀血	不太明显	明显
水肿	明显	轻度
非干酪样坏死	可见	罕见
假性炎症息肉	可以有	可见

- 看不见肉芽肿时，**表现为节段性的隐窝排列异常、节段性的杯细胞减少、溃疡边缘等活动性炎症部位可见杯细胞保留、局灶性单核细胞浸润的活检块数比例较多**，有助于溃疡性结肠炎的鉴别[1]。

<参考文献>

[1] 田中正则：大腸の炎症性疾患：生検診断のアルゴリズム．病理と臨床，26：784–794，2008.

重要提示 怀疑克罗恩病的活检标本要多做切片寻找肉芽肿。

4 结核患者回肠末端的全周性溃疡性病变

肠结核

病例 69 岁男性。因发热、意识障碍入院。根据影像学检查的结果，诊断为粟粒性结核、脑结核，开始抗结核治疗。治疗开始后诉右下腹痛，行下消化道内镜检查，发现回肠末端有全周性溃疡性病变，进行活检。

Ⅰ~Ⅲ）内镜图像
a）HE 染色（低倍放大）
b）HE 染色（高倍放大）

临床医生的疑问

❶ 通过肉芽肿的性状能不能和其他疾病鉴别?

❷ 合适的活检部位是溃疡部位还是边缘部位?

■ 这样解读病理像

- 是炎症变化较重的黏膜。在表层部分可见少量的腺管（ⓐ ⬭）。
- 严重的炎症巢内有结节状明亮的区域（ⓐ ⬭），周边伴有密集的炎症细胞浸润。
- 稍稍放大观察倍数，可以明确结节状的明亮部分是（类上皮细胞）肉芽肿（ⓑ ⬭）。这个肉芽肿不伴有中心坏死。

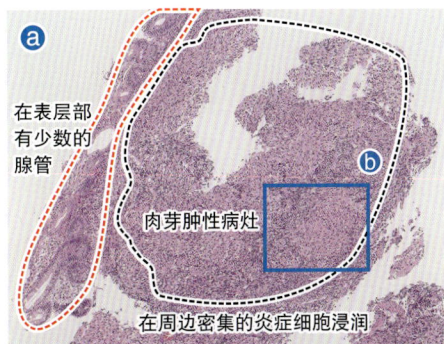

在表层部有少数的腺管

肉芽肿性病灶

在周边密集的炎症细胞浸润

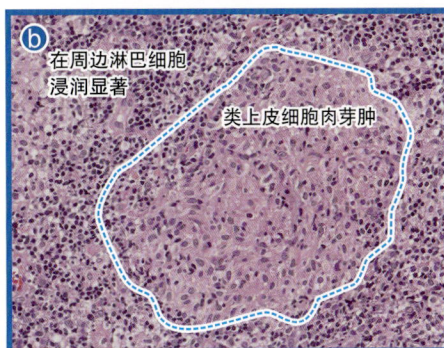

在周边淋巴细胞浸润显著

类上皮细胞肉芽肿

■ 病理诊断

病理诊断 肉芽肿性肠炎（granulomatous colitis），与肠结核的诊断不矛盾。

鉴别诊断

- 形成类上皮细胞肉芽肿的肠疾病（耶尔森菌、大肠弯曲杆菌等细菌感染症、真菌感染症、克罗恩病、结节病）是鉴别的对象。综合肉芽肿的大小、有无坏死、浸润细胞的种类等临床信息鉴别诊断。❶
- 结核性肉芽肿（图）的中心多伴有**干酪样坏死**，也有像本例的活检标本那样不伴有**坏死的情况**。肉芽肿的大小也不同，融合后大型化。有时出现**朗格汉斯型多核巨细胞**。
- 在克罗恩病出现的肉芽肿不伴有坏死，大多是小型的，不是很清晰。
- 耶尔森菌感染的肉芽肿内，虽然根据时间不同而不同，但有时伴有高度的中性粒细胞浸润。

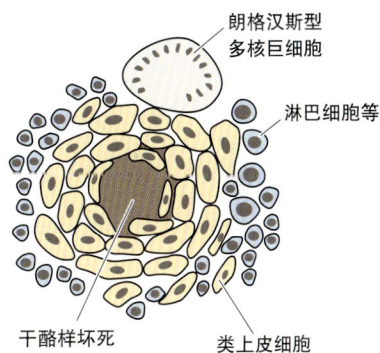

朗格汉斯型多核巨细胞

淋巴细胞等

干酪样坏死

类上皮细胞

图 结核性肉芽肿

+α知识

- 肠结核多发生在回肠末端部位，大肠也可以发生。
- 结核菌沿着淋巴回流向肠系膜附着部扩散，因此形成环绕肠管的**环形溃疡**。
- **肉芽肿是巨噬细胞的结节状聚集巢**，是针对异物或微生物特殊的炎症性组织反应。这里聚集的巨噬细胞，每个细胞的边界比较清晰，看上去像上皮细胞，也称为**类上皮细胞肉芽肿**。经常出现的多核巨细胞也是巨噬细胞。肉芽肿周围被淋巴细胞包围浸润。
- 活检比较容易检出肉芽肿的部位是不规则的浅溃疡的边缘部。本例也是在溃疡周围取材才确定诊断的。❷

重要提示 结核性的肉芽肿未必伴有坏死，重要的是要结合临床所见进行综合判断。

5 以盲肠为中心的多发糜烂

阿米巴痢疾

病例 39 岁女性。护士，无海外旅行史，无性关系。因血便和腹痛行下消化道内镜检查。以回盲部为中心多发糜烂，进行活检。

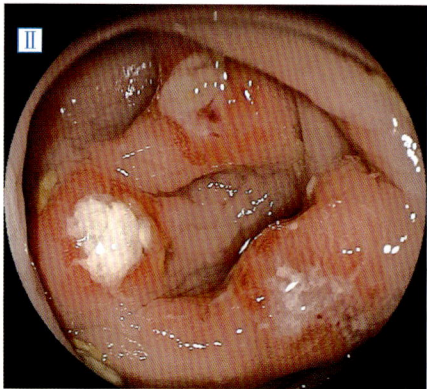

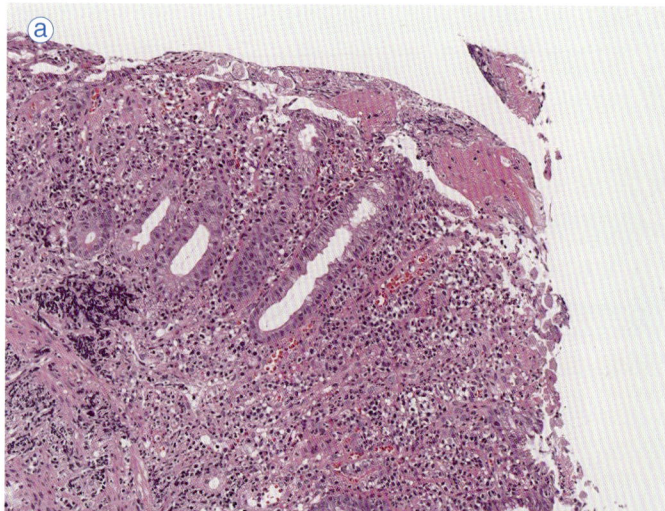

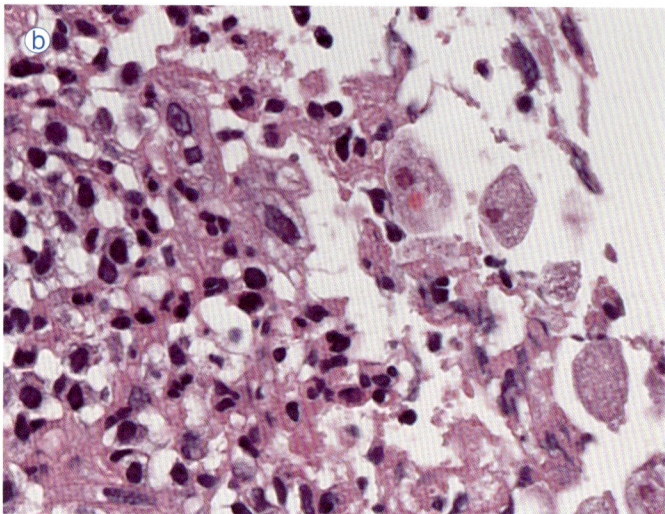

Ⅰ，Ⅱ）内镜图像
a）HE 染色（低倍放大）
b）HE 染色（高倍放大）

临床医生的疑问

❶ 请教一下阿米巴痢疾的病理学特征。

❷ 在什么地方活检能提高诊断率?

病理医生的态度

■ 这样解读病理像

- 在盲肠黏膜看到糜烂面，表面有粉红色的纤维素渗出、附着（ⓐ◌）。
- 炎症细胞浸润在黏膜固有层明显（也有肉芽组织），腺管数目减少（ⓐ◌）。
- 聚焦糜烂部，在混有炎症细胞的坏死物中，在泡沫状的胞体内出现捕捉红细胞的阿米巴痢疾原虫。❶ 像巨噬细胞但没有核（ⓑ▷）。
- 这种原虫 PAS 染色阳性（ⓒ➡）。

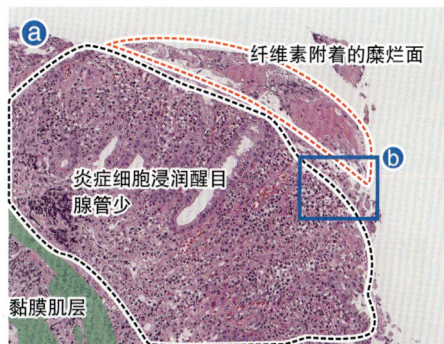

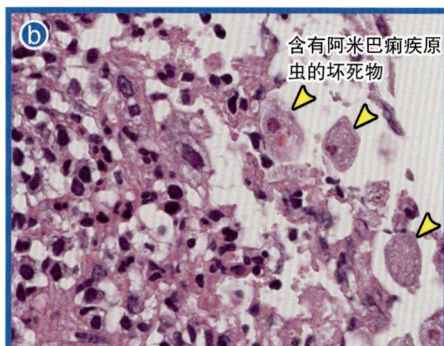

■ 病理诊断

病理诊断 阿米巴痢疾（amebic dysentery/amebic colitis）。

鉴别诊断 病毒性肠炎：可见有核内封入体的细胞。

+α知识

- 阿米巴痢疾是由寄生性的原生动物痢疾阿米巴（*Entamoeba histolytica*）感染引起的。
- **痢疾阿米巴**一般以滋养体（trophozoite）在大肠内寄生。感染后损害大肠上皮细胞，引起痢疾样症状·肠穿孔，或经门静脉在肝脏、肺、脑内形成脓肿，有的表现为重症。
- **肠管阿米巴病**好发于**盲肠～升结肠及乙状结肠～直肠**。
- 如上所述，由于损害**大肠上皮引起溶解性坏死**，虫体只在坏死物中存在。因此，与其在溃疡边缘、发红部位活检，不如从糜烂部**采集坏死组织能高效率证明原虫的存在**。❷观察活检标本时，不要漏掉从黏膜脱离的坏死物，高倍放大观察是非常重要的。

ⓐ 纤维素附着的糜烂面
炎症细胞浸润醒目
腺管少
黏膜肌层

ⓑ 含有阿米巴痢疾原虫的坏死物

ⓒ PAS

重要提示 阿米巴痢疾要注意重点观察坏死部。

6 缺乏内镜所见的慢性腹泻病例

肠管螺旋体病

病例 70 岁男性。以慢性腹泻为主诉行下消化道内镜检查。内镜无特殊所见，为了查找原因进行组织活检。

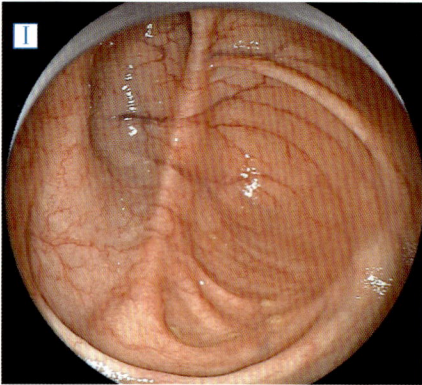

I，II）内镜图像
a）HE 染色（中倍放大）
b）HE 染色（高倍放大）

临床医生的疑问

❶ 什么地方是 HE 染色标本应该注意的地方？

病理医生的态度

■ 这样解读病理像

- 是带有黏膜肌层的标本（ⓐ▮），黏膜层的萎缩不明显。也没有大肠腺管的排列紊乱（ⓐ）。
- 间质内可见炎症细胞浸润，普遍是轻度的（ⓐ）。
- 高倍放大下，在黏膜表面可见与微绒毛不同的嗜碱性条带（ⓑ▮）。❶有时看上去像是黏液附着，但仔细观察时，在黏膜表面或管腔面可见竖起的羽毛状附着的纤细菌体群。❶

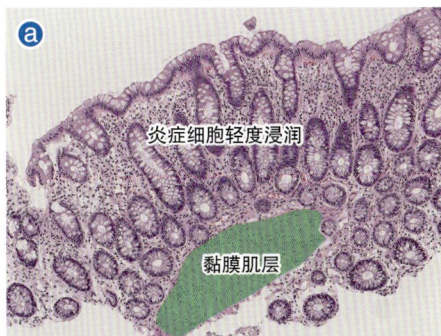

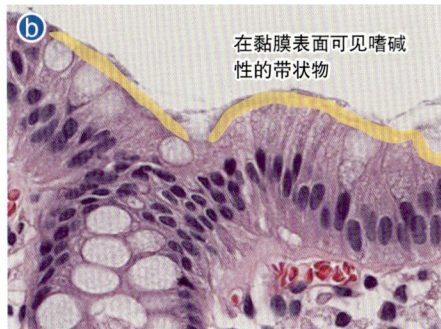

■ 病理诊断

病理诊断 肠管螺旋体病（intestinal spirochetosis）。

鉴别诊断 正常的大肠黏膜。

+α知识

- 肠管螺旋体病是以革兰氏阴性 Brachyspira 菌为病原菌的人畜共患传染病。与梅毒无关。
- 尽管是难治性腹泻的原因，但多数没有临床症状，内镜下也没有炎症等特征性黏膜所见。因此多数病例是在大肠镜筛查时行活检偶然发现的。也就是说最开始的诊断是通过活检来确定的。
- 因为有时与阿米巴病合并，当确认 Brachyspira 菌感染的病例症状明显时有必要考虑这种情况的可能性。
- 组织化学法用 Warthin-Starry（特别有用）、Giemsa、PAS、Grocott 染色。
- 使用免疫组织化学法时利用梅毒螺旋体对应抗体的交叉性也有检出的可能性（ⓒ）。

ⓐ 炎症细胞轻度浸润 / 黏膜肌层

ⓑ 在黏膜表面可见嗜碱性的带状物

ⓒ 梅毒螺旋体抗体

重要提示 由于肠管螺旋体病在病理组织学上漏诊的可能性也很高，有必要重点注意黏膜表面的观察。首先要怀疑肠管螺旋体病。

7 伴有发红糜烂的结肠壁外压性隆起

肠管子宫内膜异位症

病例 40 岁女性。以血便为主诉行下消化道内镜检查。在乙状结肠发现伴有发红糜烂壁外压迫性隆起，进行活检。

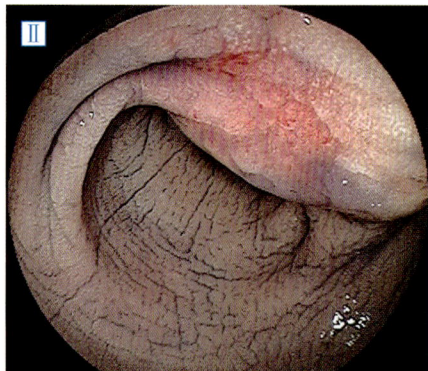

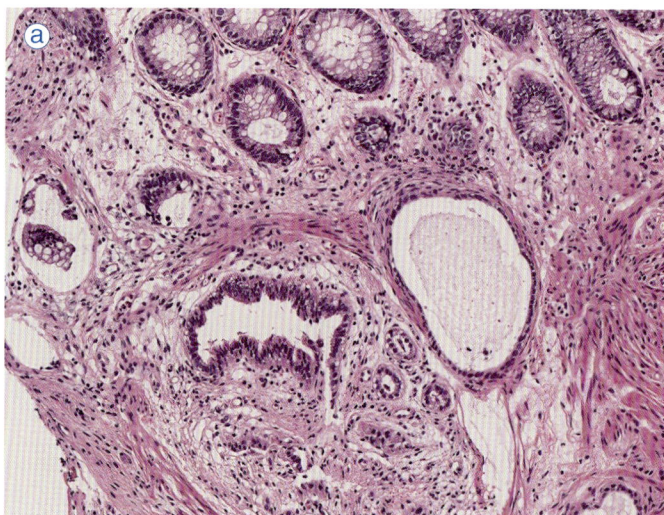

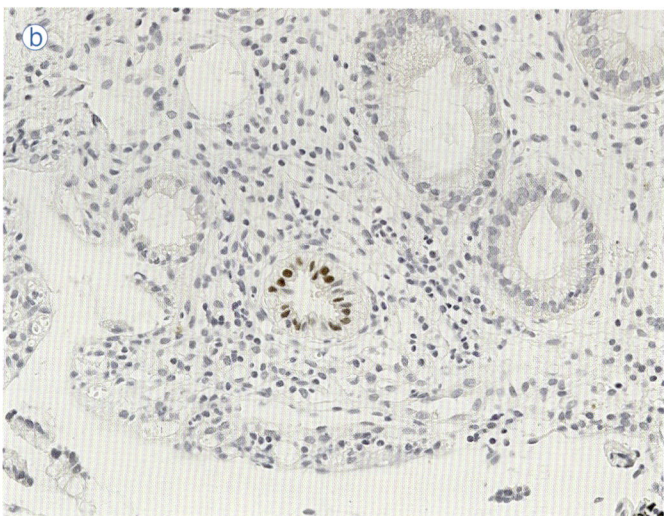

I，II）内镜图像
a）HE 染色（中倍放大）
b）ER 免疫组织化学染色（中倍放大）

临床医生的疑问

❶ 请教一下不误认为腺癌的要点。

病理医生的态度

■ 这样解读病理像

· 在排列比较均匀的大肠腺管中可见数个略有异质性的腺管（ⓐ◌）。

· 在肠活检中看到异质性腺管时，一般是考虑肿瘤性病变的可能性来观察。

· 本例中，虽然有异质性腺管，构成腺管的细胞的**核是小型的**，多少没有怀疑**恶性的所见**。即使作为腺瘤，因为存在的**部位较深**也不太对劲❶（在组织细胞学上也不符合）。

· 因此，结合临床信息，考虑子宫内膜异位症的可能性，进行免疫组织化学染色（雌激素受体 ER，ⓑ→）确定了诊断。

· 之后，在部分切除的肠管壁内，在肌层内看到比较大的病灶（ⓒ）。

· 看上去构成腺管的细胞的核略肿大，但没有极性紊乱，也没有看到细胞的多形性，腺管周围的细胞可见少许脱离，核也略呈纺锤状，可知是内膜间质组织。❶

· 免疫组织化学：CD10（间质），ER，PR。

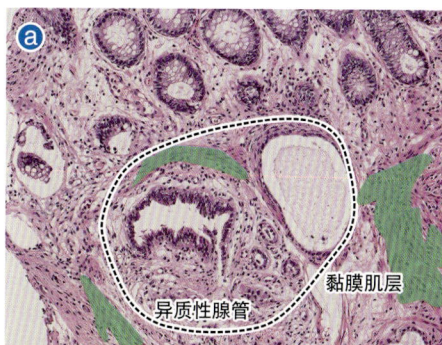

异质性腺管　　黏膜肌层

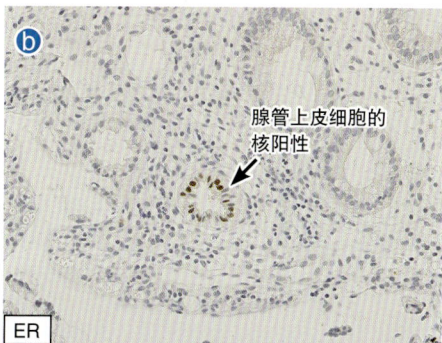

腺管上皮细胞的核阳性

ER

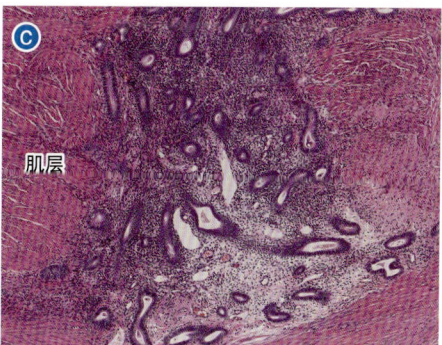

肌层

■ 病理诊断

病理诊断 肠管子宫内膜异位症（intestinal endometriosis）。

鉴别诊断 在黏膜，肠管壁内看到异质性腺管时，一般要探讨腺癌的转移·浸润，在发展过程中有什么遗残组织，其他的异位性组织等的可能性。

+α知识

· 消化管的子宫内膜异位症占骨盆内膜异位患者的 5%~15%。

· 在消化管中，**直肠、乙状结肠最多**（75%~90%），其他的在远位回肠、阑尾也比较多。

· 通常在**浆膜~肌层可见**，偶尔在黏膜层也能看到。

· 对于内膜异位症，内膜间质的存在非常重要，但是，由于有时会有间质不明显的情况，如果考虑内膜异位症的可能性，最好用免疫组织化学确认。

重要提示 在比较年轻女性的肠壁看到缺乏异型的异质性腺管时要怀疑内膜异位症。由于腺管周围的间质有时会缺乏，要加以注意。

8 以血便为主诉，从乙状结肠到直肠可见纵行溃疡、糜烂

缺血性大肠炎

病例 54 岁男性。因 Wernicke 脑病昏睡状态，以血便为主诉行下消化道内镜检查。在 SD junction 附近可见全周性肠管水肿，乙状结肠到直肠有纵行倾向的白苔附着、糜烂、溃疡，进行活检。

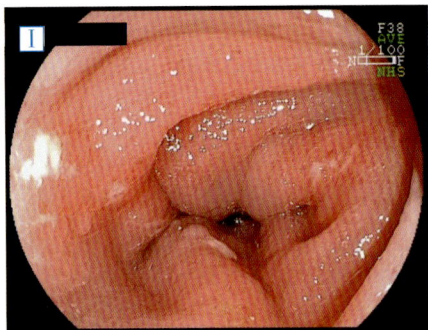

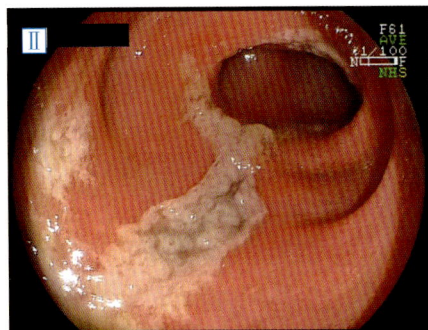

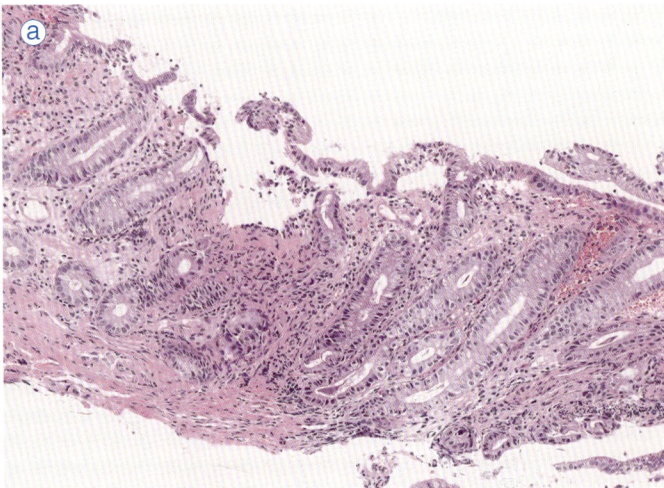

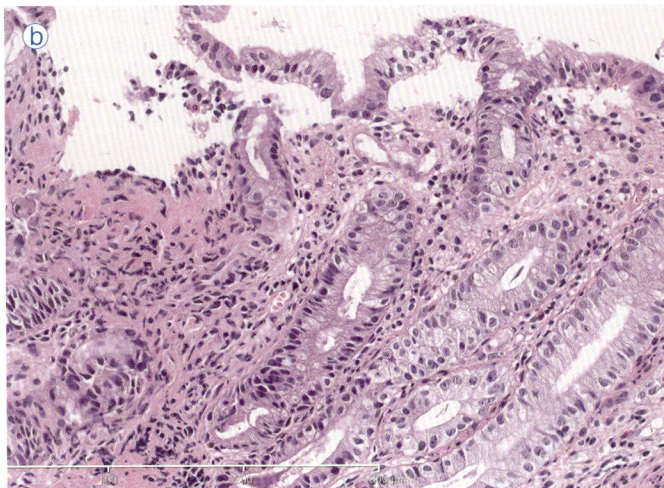

Ⅰ，Ⅱ）内镜图像
a）HE 染色（低倍放大）
b）HE 染色（中倍放大）

临床医生的疑问

❶ "枯萎性坏死" 是什么样的？
❷ HE 染色标本的关注要点在哪儿？

病理医生的态度

■ 这样解读病理像

· 是上皮漂浮、部分剥离脱落的糜烂状黏膜（ⓐ▷）。
· 腺管的分布基本是均一的。
· 腺管上皮的变化在上方最强，被覆上皮易剥离，腺
  管上皮杯状细胞减少，是再生性的（ⓑ）。
· 间质伴有纤维素渗出，呈淡嗜酸性，还伴有炎症细
  胞浸润（ⓐⓑ）。
· 虽然在这个活检标本上看不到"枯萎性坏死"像，
  但和缺血性大肠炎的诊断不矛盾。

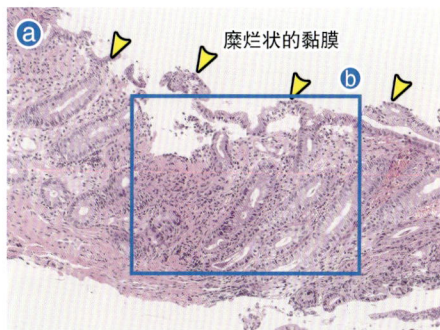

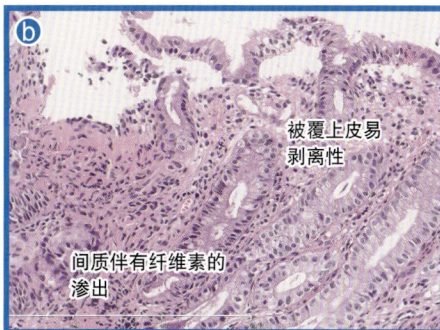

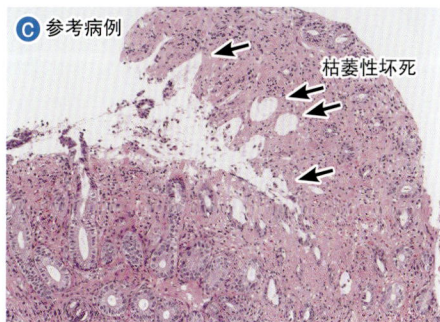

■ 病理诊断

病理诊断 缺血性大肠炎（ischemic colitis）。

鉴别诊断 非特异性大肠炎。

+α知识

· 缺血性大肠炎根据有无血管的器质性变化分为闭塞
  型和非闭塞型，非闭塞型的发生与肠壁内的血流下
  降和肠管内压增高有关。
· 在脾曲·降结肠～乙状结肠好发（在右侧结肠和直
  肠比较少见）。
· 缺血性变化在血管末梢区域，在需氧量多的腺上皮
  细胞内表现强烈。经常出现的表现被称为"枯萎性
  坏死""ghost-like appearance"，是隐窝周围的
  组织残留但上皮细胞脱落的图像❶（ⓒ→）。
· 缺血性变化随着缺血的严重性，在不同时间病变的
  组织像也发生变化。❷
  ①急性期：黏膜内的瘀血、充血、出血，小血管内
    的纤维素血栓，腺上皮细胞的变性、坏死、脱落，
    周围间质的中性粒细胞浸润，黏膜下层水肿等，
    其程度不一。
  ②慢性期：可见在肉芽、瘢痕纤维化内血铁黄素沉
    着或血铁黄素吞噬细胞的出现。

ⓐ 糜烂状的黏膜

ⓑ

ⓑ 被覆上皮易剥离性

间质伴有纤维素的渗出

ⓒ 参考病例

枯萎性坏死

第4章 大肠

重要提示 和炎症所见相比，上皮破坏的严重性更大，要考虑缺血性变化的可能性。

9 黑色调透见的静脉像及散在纵行倾向的溃疡瘢痕、糜烂

特发性肠系膜静脉硬化症

病例 66 岁男性。主诉腹泻及腹部胀满。行下消化道内镜检查，见黑色调透见的静脉像及散在纵行倾向的溃疡瘢痕、糜烂。在糜烂处进行活检，结合影像学及活检结果，行肠切除术。

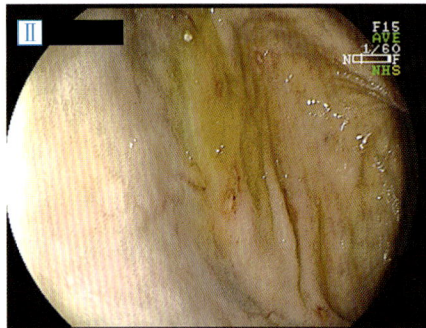

Ⅰ，Ⅱ）内镜图像
a）HE 染色（低倍放大）
b）HE 染色（高倍放大）

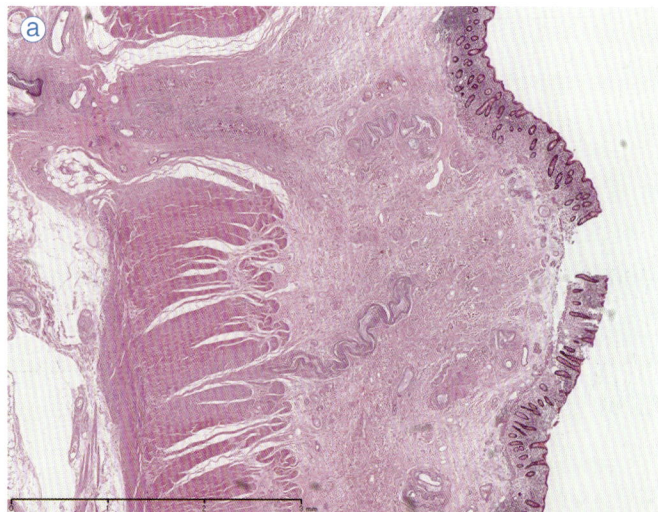

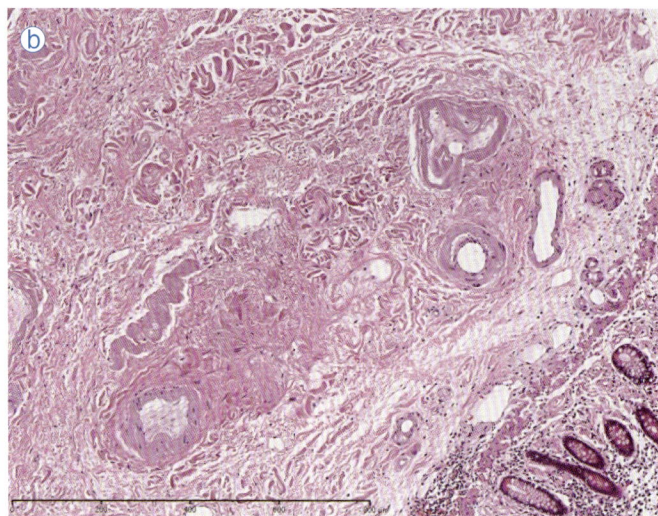

临床医生的疑问

❶ 在 HE 染色标本中应该注意的要点是什么？

病理医生的态度

■ 这样解读病理像

· 黏膜层～黏膜下层是纤维性的（ⓐ○），其中可见有玻璃样的壁较厚的小血管呈蛇行状❶（ⓐ～ⓒ→）。

· 几乎看不到炎症细胞浸润等炎症所见。

· 固有肌层以深（浆膜下层）及黏膜内（ⓓ）也可以看到很多小血管壁的玻璃样变。在这些血管壁内可见细颗粒状的钙化沉着。❶

■ 病理诊断

病理诊断 特发性肠系膜静脉硬化症（idiopathic mesenteric phlebosclerosis）。

鉴别诊断 淀粉样变性：特别是活检时，有必要用刚果红染色除外淀粉样变性。

+α知识

· **特发性肠系膜静脉硬化症**是由于**静脉硬化**引起的还流障碍造成**缺血性大肠病变**[1]。

· 发病缓慢，主要症状是**腹痛**和**腹泻**。

· 右半结肠，特别是**盲肠**、**升结肠**多发。

· 关于发生原因，认为和静脉炎、药物（多为中药制剂）、吸烟、有机溶媒暴露、大肠憩室症、自身免疫性疾病等有关，但仍不明确。

· 临床（腹部 CT、X 线影像）所见是特征性的，通过活检也可能诊断。

＜参考文献＞
[1] 岩下明德，ほか：原因別にみた虚血性腸病変の病理形態．胃と腸，28：927-941，1993.

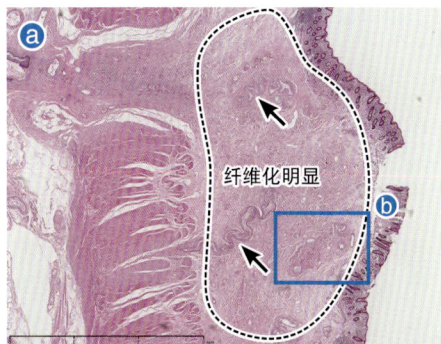

纤维化明显

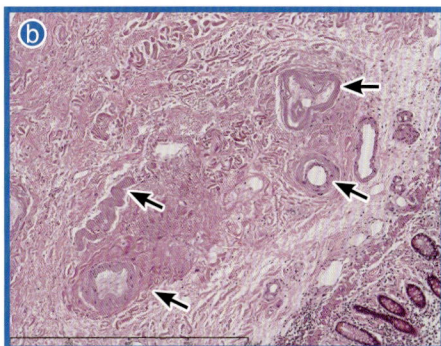

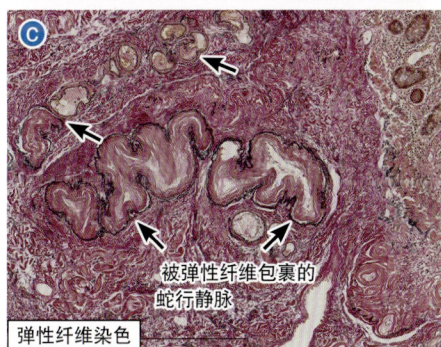

被弹性纤维包裹的蛇行静脉

弹性纤维染色

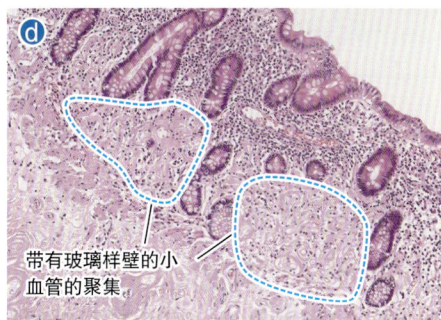

带有玻璃样壁的小血管的聚集

第**4**章

大肠

重要提示 根据临床信息观察也可以根据活检进行诊断，不要漏掉静脉的变化。

10 口服 PPI 者发生的难治性水样泻

胶原性肠炎

病例 60 岁女性。PPI（质子泵抑制剂）口服。因数年来持续水样泻行下消化道内镜检查。在黏膜面没有异常所见。

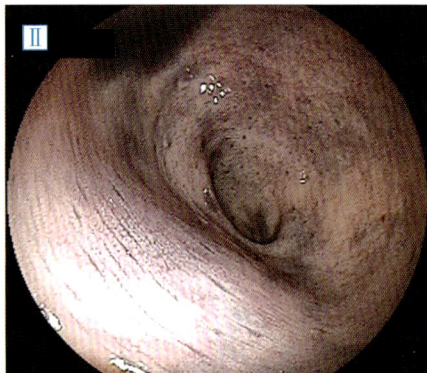

Ⅰ，Ⅱ）内镜图像
a）HE 染色（高倍放大）
b）偶氮卡红染色法 Azan stain（高倍放大）

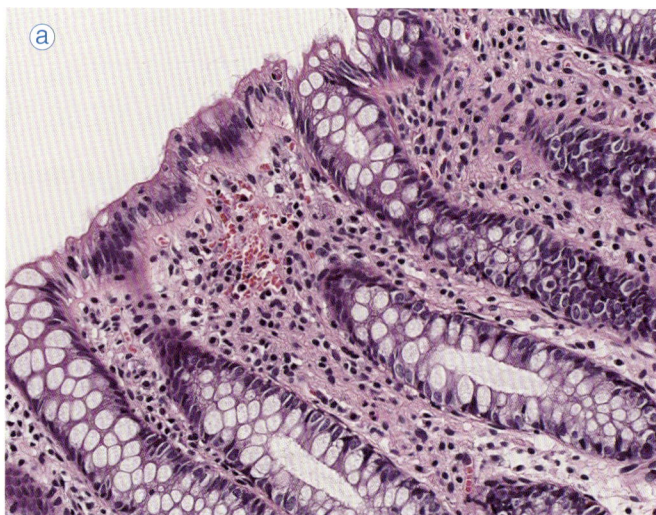

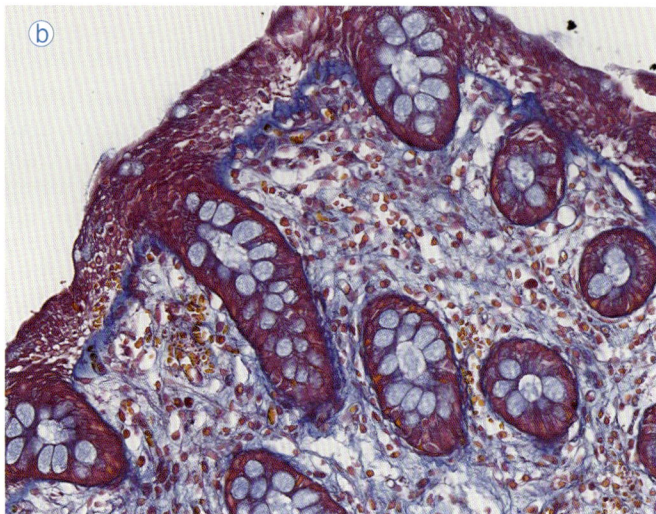

临床医生的疑问

❶ 请教一下胶原性肠炎的病理学特征。
❷ 请教一下有用的特殊染色。

病理医生的态度

■ 这样解读病理像

· 没有大肠腺管排列的紊乱，也没有杯状细胞的增减所见❶（ⓐ）。

· 间质内伴有以淋巴细胞、浆细胞为主体的轻度炎症细胞浸润（ⓐ）。

· 上皮下变成带状、玻璃样增厚（胶原蛋白带 Collagenband 的形成，ⓐ▮）。❶

· Azan 染色染出上皮下的胶原纤维（ⓑⓒ）。❷

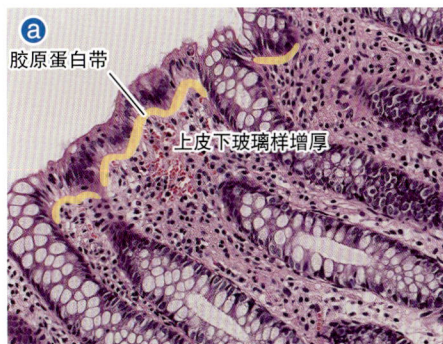

ⓐ
胶原蛋白带
上皮下玻璃样增厚

■ 病理诊断

病理诊断 胶原性肠炎（Collagenous colitis）。

鉴别诊断

· **淀粉样变性**：淀粉沉积部位看上去像胶原纤维束，但综合血管壁等其他所见可以诊断。Azan 染色、刚果红染色有用。

· **肠系膜静脉硬化症**：因为可见玻璃样胶原纤维束，要加以鉴别。有必要注意观察有无炎症细胞浸润及小血管壁的所见。

+α知识 胶原性肠炎：

· 多见于**中老年女性**，临床上持续腹泻及体重减少。

· 推测其原因是遗传，自身免疫，药物引起性或感染，起因药物认为是 PPI 或 NSAIDs 等。

· 缺乏内镜所见，活检是确定诊断。

· 组织学上，以紧挨着上皮下的胶原纤维束的肥厚（>10μm）及黏膜固有层内单核细胞浸润为特征。❶

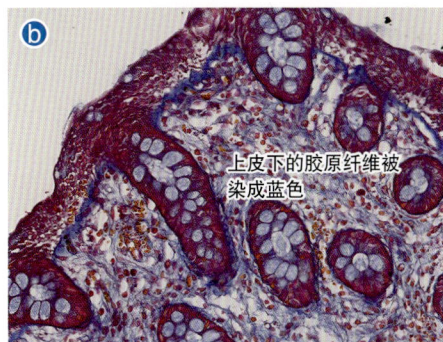

ⓑ
上皮下的胶原纤维被染成蓝色

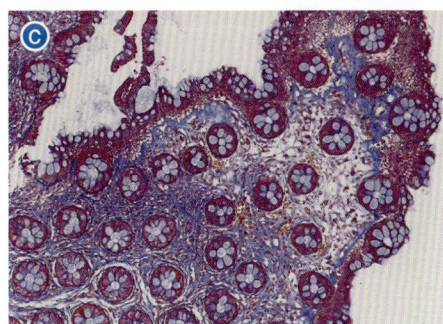

ⓒ

重要提示 药物性引起的情况，因中止药物服用可以恢复，所以组织学的诊断意义比较大。

11 在骨髓移植后病例的回肠末端所见的糜烂

急性移植物抗宿主病（GvHD）

病例 27 岁男性。因急性粒细胞性白血病行同种造血干细胞移植术。因术后第 25 日开始出现嗳气、腹泻等消化道症状，行下消化道内镜检查。回肠末端的绒毛萎缩，部分缺损、糜烂伴白苔。进行活检。

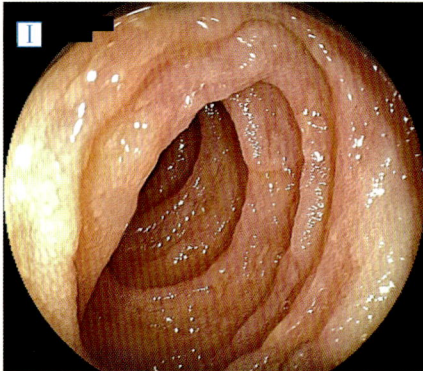

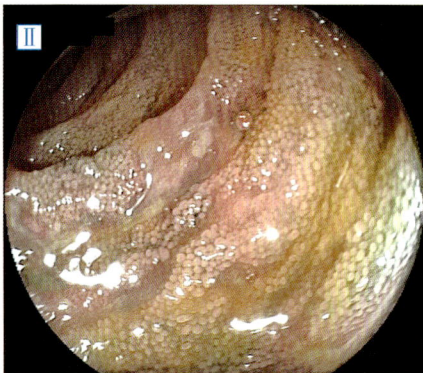

I，II）内镜图像
a，b）HE 染色（高倍放大）

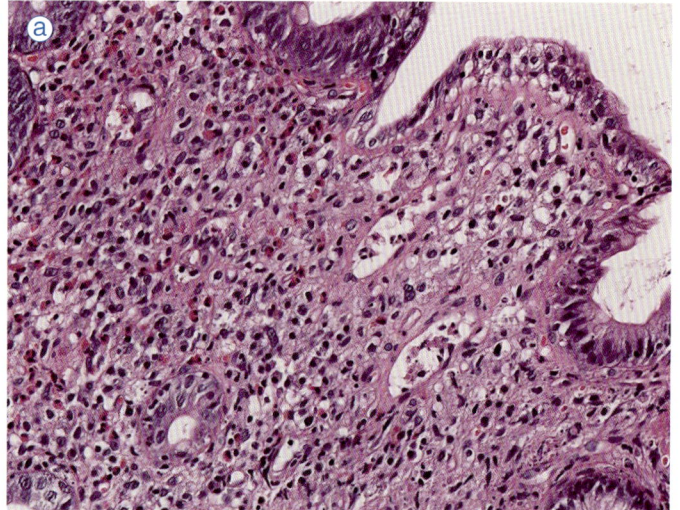

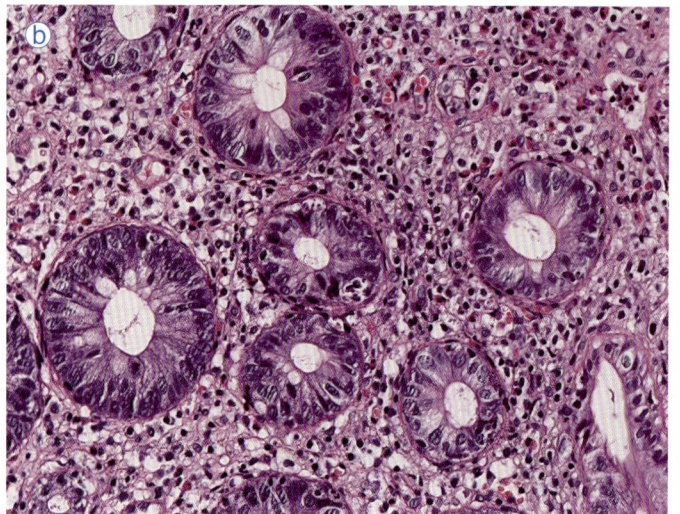

临床医生的疑问

❶ 请教一下关于怀疑 GvHD（移植物抗宿主病）的所见。

❷ 如何才能看到凋亡？

病理医生的态度

■ 这样解读病理像

· 黏膜表面略微糜烂，有腺管脱落，间质的炎症细胞浸润也明显。

· 腺管上皮变性脱落，像蜕皮似的散在空腔（ⓐ▷）。

· 炎症细胞浸润是混合性的，以淋巴细胞为主体，也可见嗜酸性细胞的浸润（ⓐⓑ）。

· 高倍放大下，每个腺管上皮细胞当中可见多发散在碎屑聚集样的凋亡像❶（ⓑ→图）。

炎症细胞浸润明显

腺管上皮变性脱落的空腔

凋亡小体

■ 病理诊断

病理诊断 急性移植物抗宿主病（acute graft versus host disease：acute GvHD）。

鉴别诊断

· 巨细胞病毒（CMV）感染症。

· 血栓性微小血管病（TMA）：特征是伴有微小血管损伤的上皮细胞成分的缺血性脱落（crypt ghost），间质的玻璃样变性等，缺乏炎症性变化。

· 隐窝内可见凋亡的其他疾病（溃疡性结肠炎，克罗恩病，药物性肠炎，放射性肠炎，免疫衰竭状态等）：必须结合临床所见综合判断。

+α知识

· 急性 GvHD：定义是同种造血干细胞移植后早期（~100天）以皮疹、黄疸、腹泻所见为特征的综合征，对移植物的宿主产生的免疫学反应。

图 凋亡小体 凋亡像

· 急性 GvHD 的消化道病理：与消化道的部位无关，以伴有淋巴细胞（CD8+，T 细胞）浸润的上皮细胞凋亡为特征性病理像，黏膜固有层残留，上皮脱落（表）。❶❷移植后 21 天以内的活检标本，因为会残留以前治疗的影响，要加以注意。

表 肠管 GvHD 的病理学的级别分类

Grade Ⅰ	伴有空泡变性的凋亡及少数淋巴细胞浸润
Grade Ⅱ	可见中性粒细胞浸润的隐窝脓肿
Grade Ⅲ	隐窝脱落
Grade Ⅳ	黏膜脱落

〈参考文献〉
· 日本造血细胞移植学会：造血细胞移植ガイドライン JSHCT monograph 2008.

重要提示 必须有临床信息。病理基本像是伴有淋巴细胞浸润的上皮细胞凋亡。

难易度 ★ ☆ ☆

12 因血便发现的 4 岁女童亚蒂结肠息肉

幼年性息肉

病例 4 岁女童。主诉血便，全身麻醉下行下消化道内镜检查。在降结肠发现明显发红的 2.5cm 大亚蒂息肉，行内镜下切除。

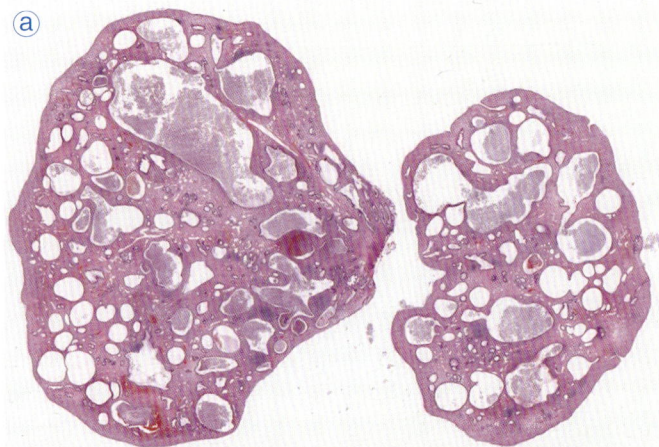

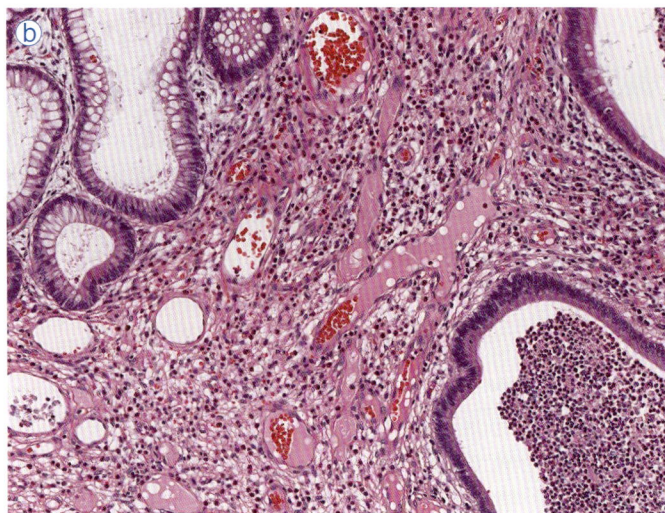

Ⅰ，Ⅱ）内镜图像
a）HE 染色（石蜡切片像）
b）HE 染色（中倍放大）

临床医生的 **疑** 问

❶ 内镜下看到发红的、表现为稀疏圆形腺管开口部。请教一下与这些所见对应的组织像。

❷ 请教一下与其他大肠息肉的鉴别要点。

病 理医生的 态 度

■ 这样解读病理像

- 息肉表面呈糜烂状，多处上皮脱落（**ⓐ**）。
- 在息肉内部，在比较宽的间质中，即使是低倍放大也可以看到腺腔扩张的腺管分布❶（**ⓐ■**）。
- 宽幅的间质充血、瘀血（**ⓐ***），由伴有淋巴细胞和中性粒细胞混在的炎症细胞浸润的肉芽组织样的间叶组织组成❶（**ⓑ**⭘）。在腺管内腔也有炎症细胞及坏死物的蓄积（**ⓑ**⭘）。
- 腺管上皮表现为增生性，但没有异型性。

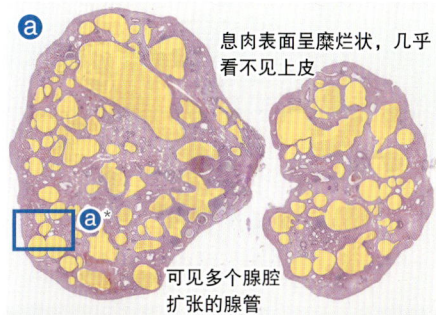

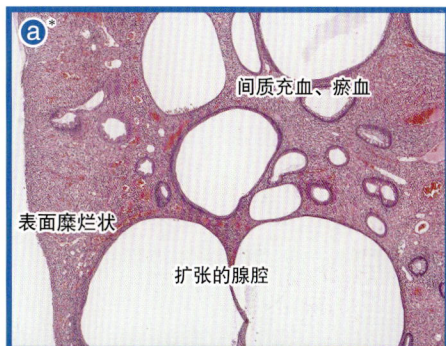

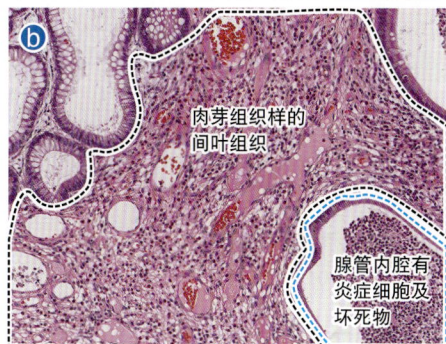

■ 病理诊断

病理诊断 幼年性息肉（juvenile polyp）。

鉴别诊断 肿瘤性息肉及其他错构瘤性息肉（Pautz–Jeghers 型息肉）（表）❷。

+α知识 幼年性息肉：表现为和幼年性息肉病所见的息肉一样形态的单发性息肉。成人也有。在乙状结肠和直肠好发，发现时在 2cm 左右。有时因基底部扭转引起循环障碍造成自然脱落。

息肉表面呈糜烂状，几乎看不见上皮
可见多个腺腔扩张的腺管

间质充血、瘀血
表面糜烂状
扩张的腺腔

肉芽组织样的间叶组织
腺管内腔有炎症细胞及坏死物

第 **4** 章

大肠

表 非肿瘤性息肉的比较

	幼年性息肉	Pautz–Jeghers（PJ）型息肉	Cronkhite–Canada 综合征
年龄~性别	不局限于幼儿，成人也有	好发于小儿，成人也有	高龄者、男性
好发部位	乙状结肠，直肠	PJ 综合征在回肠、空肠多发，也有与 PJ 综合征无关的孤发性、单发性的	胃，大肠
病理学特征	• 2cm 左右 • 表面发红明显，伴有出血、糜烂 • 间质：伴有非特异性炎症细胞浸润，充血瘀血性水肿，黏膜肌层内没有连续的平滑肌伸长 • 腺管：增生不明显，深部可见囊状扩张的腺管	• 超过 5cm • 可见树枝状放射状伸展的黏膜肌层及连续的肌束 • 增生的是没有细胞异型的腺管	• 形成大小不同的黏膜隆起 • 组织学上可见间质高度水肿和炎症，腺管伸长或呈囊状扩张

重要提示 幼年性息肉由没有异型性的扩张腺管及肉芽组织性间质组成。

13 顽固性便秘及表现排便出血的直肠隆起性病变

黏膜脱垂综合征

病例 15 岁男性。确认排便时出血，在当地行下消化道内镜检查。在肛门部发现明显发红的隆起性病变，因活检诊断为 low grade adenoma，介绍过来就诊。再次行下消化道内镜检查，得到下面的图像。进行活检。

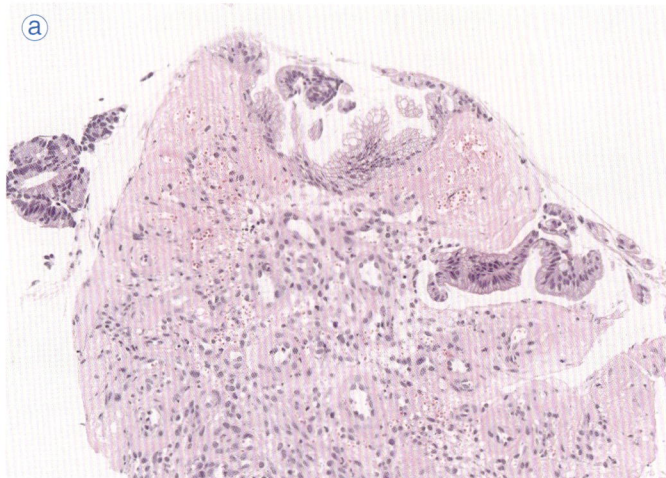

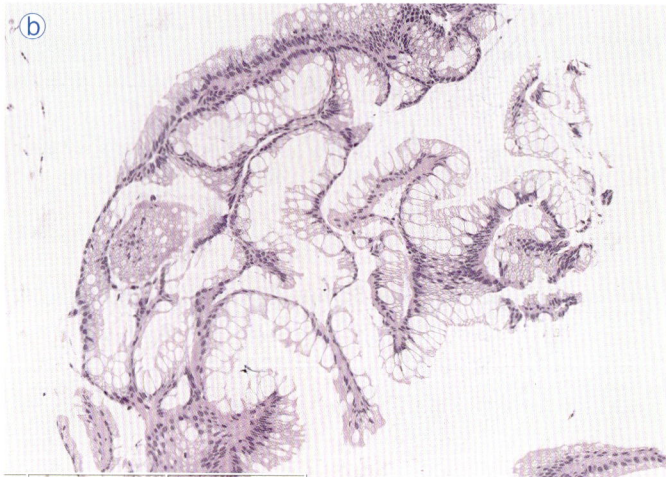

Ⅰ，Ⅱ）内镜图像
a）HE 染色（中倍放大）
b）HE 染色（高倍放大）

临床医生的疑问

❶ 请教一下不误诊为肿瘤的诊断要点。

病理医生的态度

■ 这样解读病理像

· 在黏膜表层部可见胶原纤维增生，也可见小血管增生及平滑肌的增生，表现为玻璃样（ⓐ）。

· 腺管为再生性，部分形状不规整，也可见不清晰的幼稚的再生腺管（ⓐ）。

· 在其他组织切片里还看见增生性腺管（腺管自身密集排列，由胞体内含有黏液的明亮细胞组成）（ⓑ）。

· 另外病理像（组织像）被不同炎症强度修饰。

■ 病理诊断

病理诊断 黏膜脱垂综合征（mucosal prolapse syndrome）。

鉴别诊断 炎症性息肉，低异型度腺瘤。

+α知识 黏膜脱垂综合征：

· 是几乎与直肠孤立性溃疡（solitary rectal ulcer syndrome）重叠的概念。

· 因排便时憋气用力或长时间排便等引起直肠内压亢进，造成黏膜脱垂，陷入慢性的缺血状态。

· 好发于直肠前壁。

· 在病理组织学上，可见伴有糜烂的上皮再生性变化、增生性变化，黏膜固有层的小血管增生及纤维平滑肌增生等。溃疡多发于晚期。

· 有时再生性变化明显，看上去像恶性的表现，要加以注意（ⓒⓓ）。

· 在与肿瘤性病变（特别是恶性的）的鉴别时，除了评价结构异型性、细胞异型性，可以说临床信息是相当重要的因素。❶

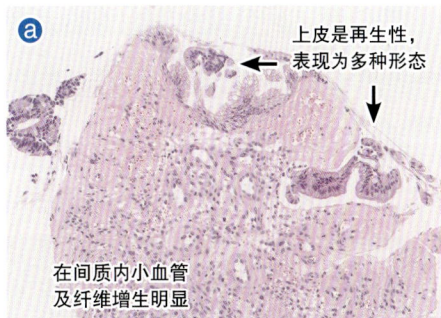

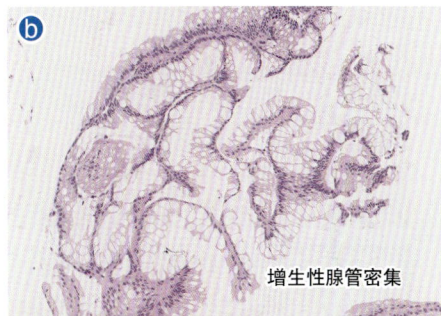

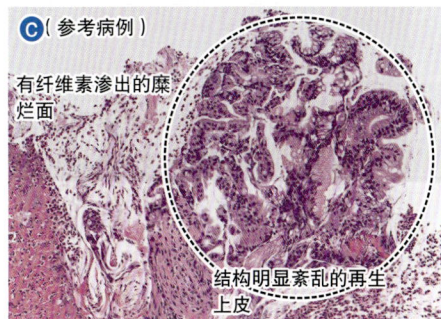

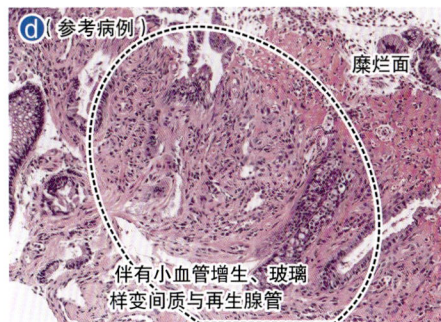

ⓐ 上皮是再生性，表现为多种形态

在间质内小血管及纤维增生明显

ⓑ 增生性腺管密集

ⓒ（参考病例）

有纤维素渗出的糜烂面

结构明显紊乱的再生上皮

ⓓ（参考病例）

糜烂面

伴有小血管增生、玻璃样变间质与再生腺管

重要提示 仔细查看表层分化及没有细胞异型性的地方，除外癌。

14 升结肠的色调正常、略微不规则的浅表隆起性黏膜病变

Sessile serrated adenoma/polyp（SSA/P）

病 例 68 岁女性。升结肠颜色正常，黏膜表面有稍微不规则的隆起，表面有轻度黏液附着，可见黏膜病变，进行黏膜切除。

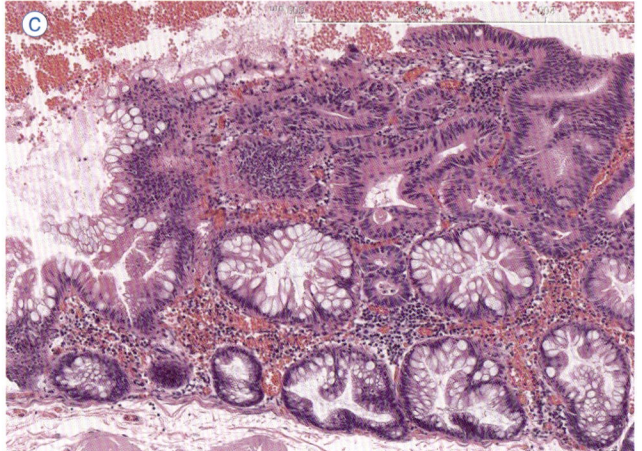

Ⅰ）内镜图像
Ⅱ）黏膜切除标本（内镜图像）
a）HE 染色（石蜡切片像）
b，c）HE 染色（中倍放大）

临床医生的疑问

❶ 请教一下与其他锯齿状病变的不同。
❷ 有没有癌变的可能?

病理医生的态度

■ 这样解读病理像

- 病变部位（**ⓐ**）和周围黏膜相比，有缓缓的轻微隆起。
- 放大后，腺管上皮内腔凹凸不平（锯齿状结构）更加明显（**ⓑ**）。
- 各个腺管表现为分支或不规则扩张，底部有的扩张成倒 T 形、L 形（**ⓑ**）。
- 表现为锯齿状结构的腺管上皮的细胞异型性大多是轻度的（**ⓑ***）。
- 此外，在同一病变内，可见有细胞异型性的肿瘤性病变（**ⓒ** ⚬）。由缺乏黏液、长椭圆形核的异型细胞组成，考虑为相当于中度异型性的腺瘤。

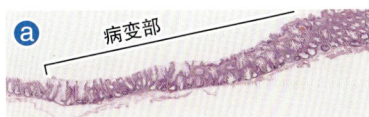

■ 病理诊断

病理诊断 Sessile serrated adenoma/polyp（SSA/P）with focal dyspepsia。

鉴别诊断

- 增生性息肉（HP）：多在 0.5cm 以下，扁平隆起，在腺管的表层锯齿状变化明显。❶
- 传统的锯齿状腺瘤（TSA）：好发于乙状结肠到直肠，0.5~1cm，有蒂性病变，可见纺锤形核及核仁增大。❶
- 上述混合性息肉病变。

+α 知识

- 大肠锯齿状病变：在组织学上，是表现为上皮锯齿状结构的黏膜隆起性病变，包括上述的 HP、TSA，以及 SSA/P。
- SSA/P 的特征：是肿瘤性还是增生性无法得到共识，称为 SSA/P。好发于高龄妇女的右半结肠，多超过 0.5cm。❶表现为平坦~扁平隆起。作为表达微卫星不稳定的大肠癌癌前病变而被重视。❷
- SSA/P 的诊断标准（大肠癌研究会·锯齿状病变项目研究）[1]：由无法判定肿瘤性的锯齿状腺窝组成的病变，在病变的 10% 以上的区域内有以下 3 项中包含 2 项以上的病变。
  ①隐窝的扩张
  ②隐窝的不规则分支
  ③隐窝底部向水平方向的变形（倒 T 形、L 形隐窝的出现）

ⓐ 病变部

ⓑ 锯齿状腺管增生　L 形　倒 T 形

ⓑ* 细胞异型性轻

ⓒ 异型上皮巢　内腔呈锯齿状的腺管

<参考文献>
[1] 八尾隆史，ほか：消化器内视镜，24：1111–1116，2012.

重要提示 锯齿状病变要注意观察病变的部位、大小、腺管的结构异型、细胞异型性。

15 大肠的亚有蒂息肉

管状腺瘤

病例 73岁男性。发现大肠息肉，为切除来院行下消化道内镜检查。在升结肠发现1.5cm大的有蒂息肉，FICE模式诊断后行EMR。

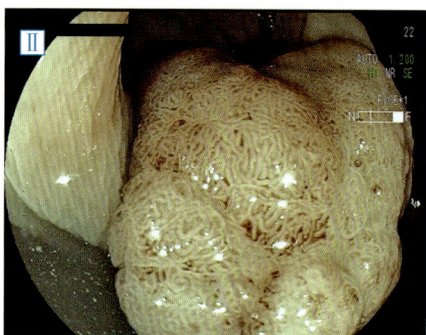

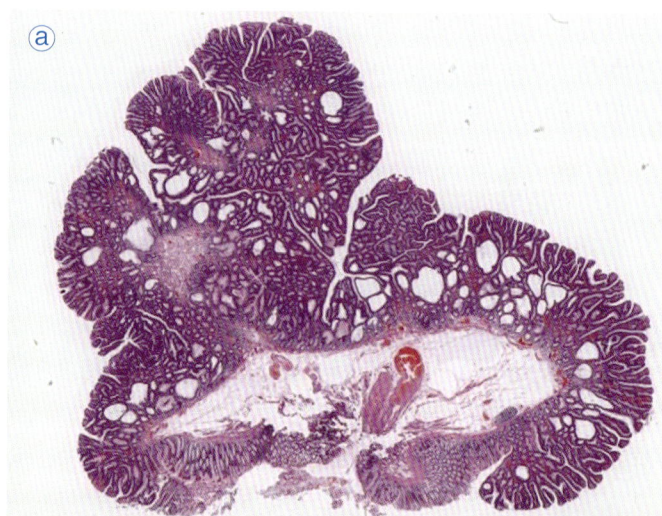

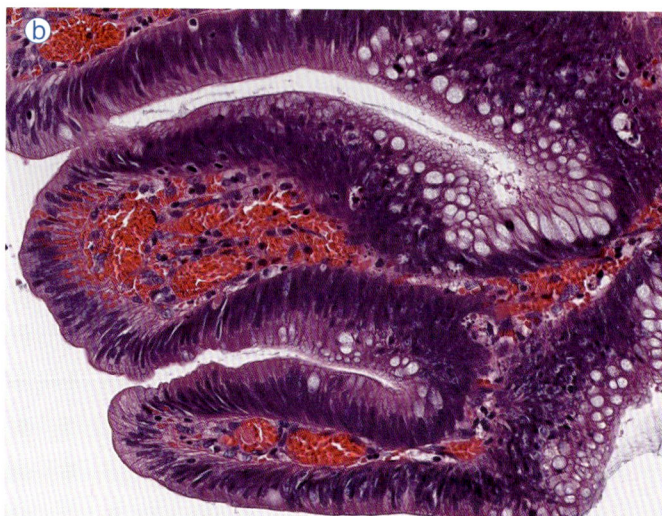

Ⅰ，Ⅱ）内镜图像
a）HE染色（石蜡切片像）
b）HE染色（高倍放大）

临床医生的疑问

❶ 请教一下与高分化管状腺癌的鉴别要点。

病理医生的态度

■ 这样解读病理像

- 可见与正常部位有比较明显边界（ⓐ▷）的区域性病变。
- 大小稍微不同的腺管密集性增生（ⓐ◌）。
- 和正常的大肠黏膜相比，整体上看上去色调较暗，这是由于核的密集性及每个细胞的 N/C 比上升造成的（ⓐ~ⓒ）。
- 细胞核呈长椭圆形，在基底膜侧比较规整地排列。如果核变得圆润，反而要考虑为恶性的可能性，观察时有必要加以注意。
- 和深层部的细胞相比，随着向表面的移行，细胞异型减轻，表现出保持分化的倾向（ⓑ◌）。
- 以上所见提示这个肿瘤是良性病变（管状腺瘤）。

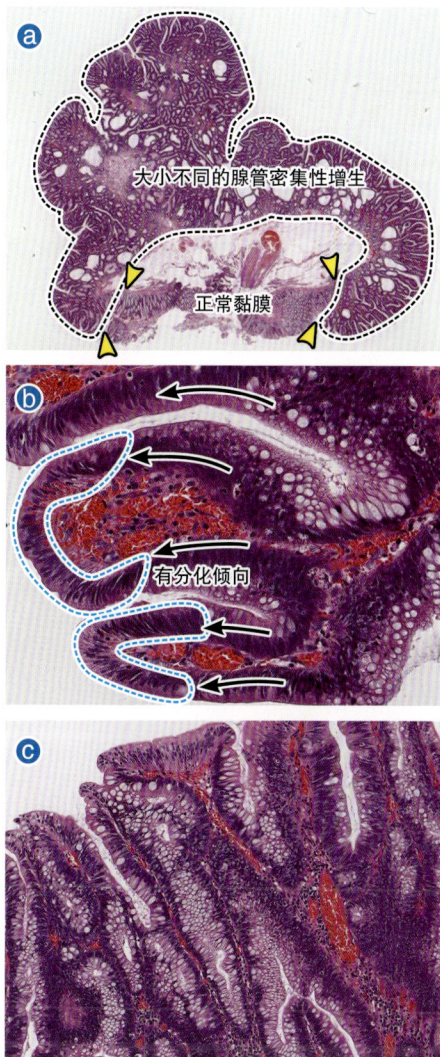

■ 病理诊断

病理诊断 低异型度管状腺瘤（tubular adenoma，low grade），中度异型性（moderate atypia）。

鉴别诊断 高分化管状腺癌：根据细胞极性、结构异型性、细胞异型性综合鉴别。特别是**腺管结构的不规整、核的圆形化**（腺瘤表现为长椭圆形）非常重要。❶

+α知识 大肠腺瘤：

- 大肠腺瘤是表现为向腺上皮分化的良性肿瘤，由于有一部分癌化，也可以说是一种癌前病变。因此是一个独立的病变，与胃的管状腺瘤有部分不同的概念。
- 从组织学的构成看，可以分为**管状腺瘤、绒毛管状腺瘤、绒毛腺瘤以及锯齿状腺瘤**。

重要提示 大肠腺瘤是癌前病变，要注意有无腺癌的并发。

16 结肠的扁平隆起性病变

浅表型大肠肿瘤

病例 46 岁男性。因便潜血阳性行下消化道内镜检查，在肝曲发现扁平隆起性病变。术前诊断为早期大肠癌，行 ESD。

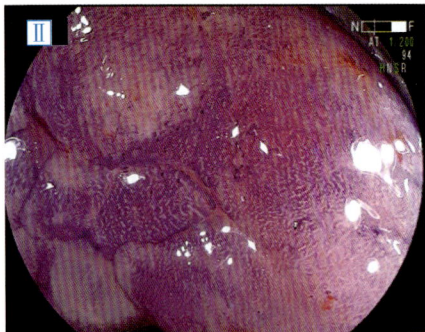

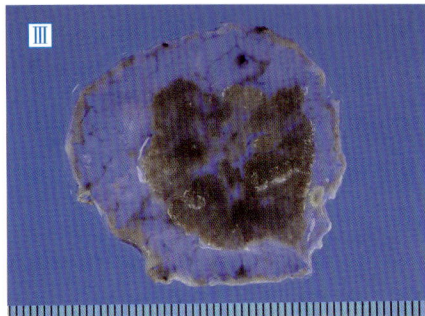

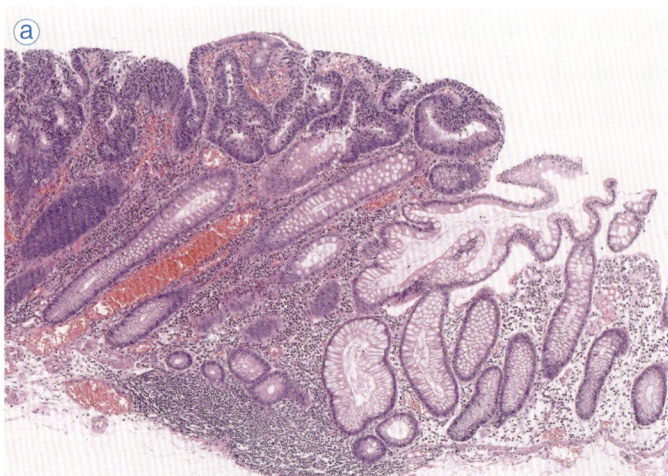

Ⅰ、Ⅱ）内镜图像　Ⅲ）黏膜切除标本（肉眼像）
a）HE 染色（低倍放大）　b）HE 染色（中倍放大）

临床医生的疑问

❶ 为了评价 SM 浸润，Desmin 染色有用吗？

病理医生的态度

■ 这样解读病理像

· 平坦隆起性病变，可见边界清晰的不规则腺管增生（**石蜡切片**，ⓐ○）。

· 局部有较弱的异型性，但基本上是管状、融合管状的腺癌图像。

· 基本是黏膜内病变，有一处的肿瘤腺管在黏膜下层分布（ⓑ○），考虑是 SM 浸润。

· 浸润部很少，没有所谓的"出芽 budding"像（参照下面的 +α 知识）。

■ 病理诊断

病理诊断 早期大肠癌（伴有腺瘤成分的腺癌，黏膜下层浸润）（carcinoma with adenoma component, submucosal invasion）。

鉴别诊断 腺瘤。

+α知识

· 关于黏膜切除的 SM 浸润的评估：在"可以确定黏膜肌层走行的情况下"，测量从黏膜肌层下端开始的距离来评估。

· 进行 Desmin 免疫组织化学染色时，因为可以清晰地染出黏膜肌层（ⓒ），所以容易评估 SM 浸润。❶

· 出芽 budding：也叫簇出。是一种癌的发育进展模式，定义为"在癌发育进展部的间质内存在的浸润性的、由单个或不到 5 个肿瘤细胞组成的癌细胞巢"。在实际评估时，使用 20 倍物镜观察簇出明显的区域，根据平均每个视野的簇出巢的个数按以下分类。

Grade1	0~4 个
Grade2	5~9 个
Grade3	10 个以上

有报道簇出高度组（Grade2，3）的淋巴结转移阳性率比 Grade1 病例在统计学上有意义增高。

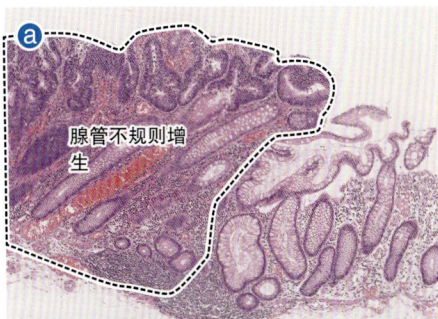

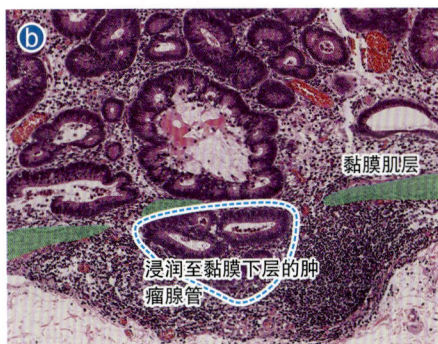

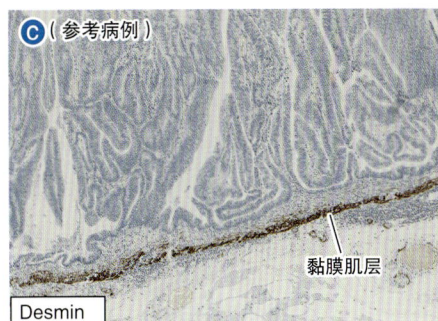

石蜡切片

ⓐ 腺管不规则增生

ⓑ 黏膜肌层
浸润至黏膜下层的肿瘤腺管

ⓒ（参考病例）
黏膜肌层
Desmin

重要提示 对癌的黏膜切除标本，要正确评估深度、浸润形态（budding）。

17 表面乳头状 / 多结节性的结肠息肉

腺瘤内癌

病例 57 岁女性。因血便精查行下消化道内镜检查。在 SD junction 发现 5cm 大的高隆起、表面乳头状的肿瘤。

Ⅰ，Ⅱ）内镜图像
a，b）HE 染色（中倍放大）

临床医生的疑问

❶ 请教一下与其他腺瘤的病理学鉴别要点。
❷ 什么样的息肉是应该切除的息肉？

病理医生的态度

■ 这样解读病理像

· 是多结节性的隆起性病变，组织学上是分叶状发育的肿瘤（**石蜡切片**）。

· 肿瘤呈管状结构，但顶端呈尖锐的绒毛状（villous structure）（ⓐ○）。

· 部分结构不规整，可见细胞异型的增强（ⓑ），考虑为腺瘤内癌。

· 癌的成分相当于高分化管状腺癌（tub1），间质浸润不明显。

· 也没有淋巴结转移。

■ 病理诊断

病理诊断 腺瘤内癌（绒毛管状腺瘤内管状腺癌）（carcinoma in adenoma）。

鉴别诊断 绒毛管状腺瘤。

+α知识

· 如第 4 章 –15 所述，大肠的良性肿瘤，根据其组织学的构成，可以分为管状腺瘤、绒毛腺瘤、绒毛管状腺瘤及锯齿状腺瘤。

· **管状腺瘤**表现为类似大肠隐窝的明显管状结构。**绒毛腺瘤**是以紧挨着黏膜肌层的狭窄间质为轴，结节状高度增生。❶**绒毛管状腺瘤**是两者的过渡形态或混在。**锯齿状腺瘤**类似于增生性息肉，腺管内腔呈锯齿状。

· **绒毛状发育的肿瘤，在生物学上恶性度高，常常伴有腺癌细胞巢或浸润癌，因此，当活检看到绒毛状成分时，要通过息肉切除认真仔细检查肿瘤整体。❷**

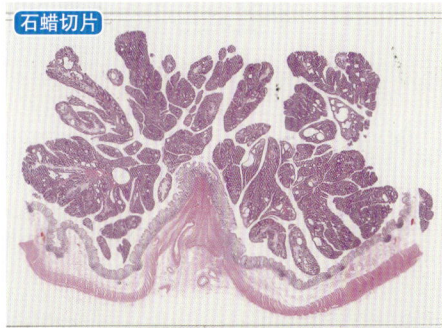
石蜡切片

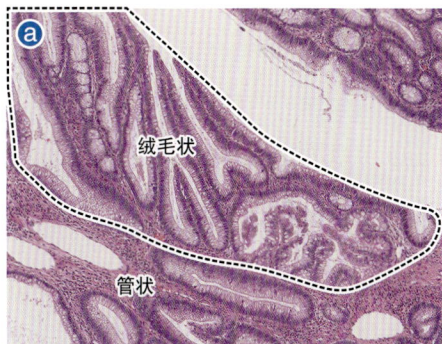
ⓐ 绒毛状 / 管状

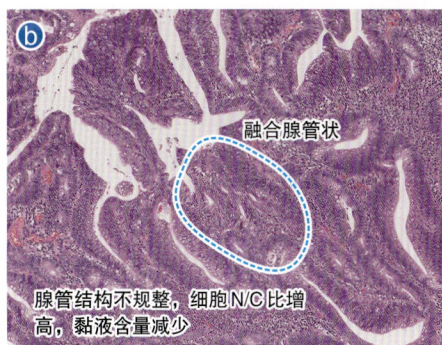
ⓑ 融合腺管状
腺管结构不规整，细胞N/C比增高，黏液含量减少

重要提示 要注意肿瘤成分的尖锐部位（绒毛结构）。常伴有间质浸润。

18 直肠黏膜下肿瘤样的黄白色隆起性病变

神经内分泌肿瘤（NET）

病例 54 岁女性。直肠有黏膜下肿瘤样黄白色缓坡状隆起。活检后行内镜下治疗。

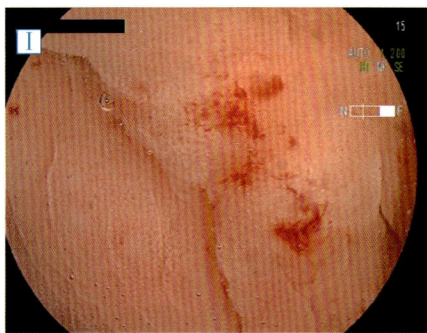

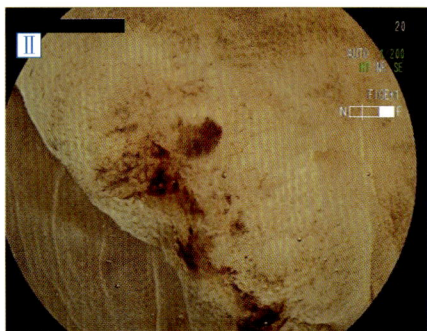

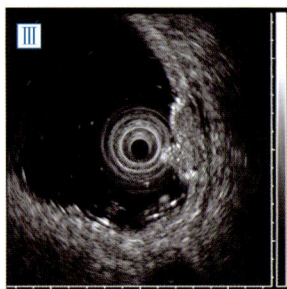

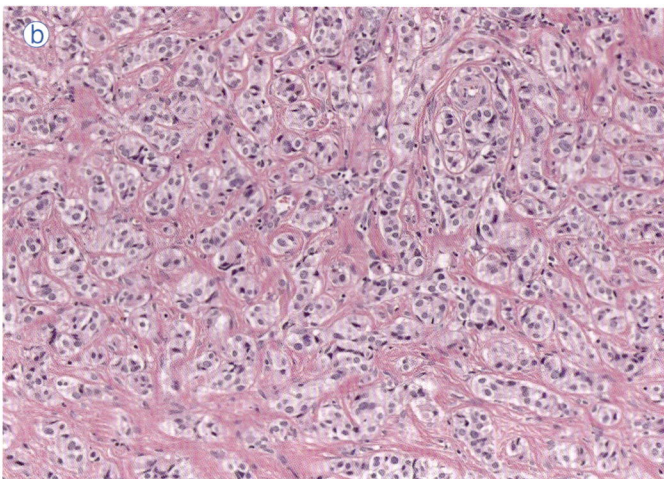

Ⅰ，Ⅱ）内镜图像　Ⅲ）EUS
a）HE 染色（石蜡切片像）　b）HE 染色（中倍放大）

临床医生的疑问

❶ 仅通过 HE 染色标本就能诊断神经内分泌肿瘤吗？

❷ 请教一下 WHO 新的神经内分泌肿瘤分类。

病理医生的态度

■ 这样解读病理像

· 病变的所在是在黏膜肌层上下呈扩展的结节状。黏膜肌层卷入肿瘤内。肿瘤部呈暗紫色，整体上比较均一，也能看到断续的网格状玻璃样纤维化（以及卷入的黏膜肌层）（ⓐⓑ）。

· 观察隆起的表层部，周围正常的大肠黏膜连续覆盖隆起的表面（ⓐ☺）。深部可见黏膜下层疏松的间叶组织，肿瘤还没达到深部断端。

· 虽然细胞异型性的评价还比较困难，但每个细胞还是有相对均一性的（ⓑ）。不同的部位表现出腺管样、玫瑰花环样结构（ⓒ➡）。核分裂象非常少（<2/10HPF）。

· 残存原来的黏膜，结合以黏膜深部为主体的肿瘤增殖分布和呈条索状、玫瑰花环状排列的肿瘤细胞所见，提示为神经内分泌肿瘤（类癌）。❶

· 免疫组织化学：嗜铬素 A（+），突触素（+），CD56（+）。为了评价增殖能力，Ki-67 染色也有用。

■ 病理诊断

（病理诊断）神经内分泌肿瘤（类癌）[neuroendocrine tumor（NET）G1]

（鉴别诊断）腺癌。

（+α知识）为了评价静脉侵袭，最好进行弹性纤维染色。

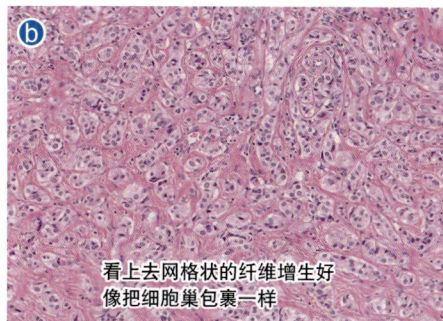

残留正常的大肠黏膜
黏膜肌层
SM 层的疏松间叶组织

看上去网格状的纤维增生好像把细胞巢包裹一样

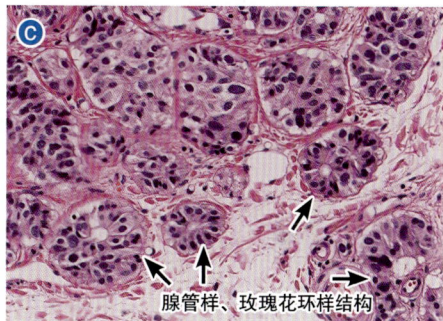

腺管样、玫瑰花环样结构

表　神经内分泌肿瘤的分级❷（WHO 分类 2010）[1]

	核分裂象	Ki-67 指数
NET G1	<2/10HPF	2% 以下
NET G2	2~20/10HPF	3%~20%
NEC	>20/10HPF	>20%

NEC：neuroendocrine carcinoma

<参考文献>
[1] WHO Classification of Tumours of the Digestive System 4th Edition, IARC Press, Lyons France, 2010.

重要提示　NET 的诊断取决于肿瘤的主体及独特的组织像。

第**4**章　大肠

0 正常结构及病变的读片方法

■ 肝脏的正常结构

- 肝脏由实质成分的**肝小叶、门脉区、肝静脉支（中心静脉）**组成（**a**）。
- **肝实质**由肝细胞及肝窦（包括内皮细胞，Kupffer 细胞，肝星细胞）组成。肝细胞索一般有 1~2 层（**a b**）。
- **门脉区**包含门脉支、肝动脉支、胆管 3 种（portal triad）（**c**）。

■ 观察肝活检标本时的技巧

1）肝炎等非肿瘤性疾病

- 要考虑样本误差和伪像。样本至少应带有 3 个以上的门脉区。
- 通过病变的性状及模式能够大概做出诊断，但最终诊断离不开临床信息。
- 首先看**肝小叶结构的基本构建**是否保留。看门脉区和中心静脉的分布及有无纤维性架桥（**d** ➔）。
- **镀银染色（Ag 染色）**后，**纤维化**（胶原纤维，红茶色）和肝细胞索的结构与异常（镀银纤维，黑色）就容易识别（**b** 右 **d**）。
- 掌握炎症等**病变分布的模式**。整体上说，急性肝疾病是弥漫性的，慢性肝疾病是不均一的病变分布。也可以看到病变分布是小叶中心性还是门脉区周围性。
- 看**门脉区的病变**。炎症细胞浸润的程度，纤维化，胆管病变（胆管炎，胆管消失）（**e**），有无门静脉的挤压。
- 看**肝小叶的病变**。炎症所见（巢状坏死，嗜酸体），肝窦的变化（Kupffer 细胞肿大等），胆汁瘀滞，肝细胞的病变（坏死，脂肪变性，气球样肿大等）。

2）肿瘤性疾病

A）肝细胞性肿瘤 / 肿瘤样病变

- 评价细胞密度及细胞异型。最好和背景肝相比较（**f**）。病变是肿瘤性还是炎症性，如果是肿瘤性，是良性

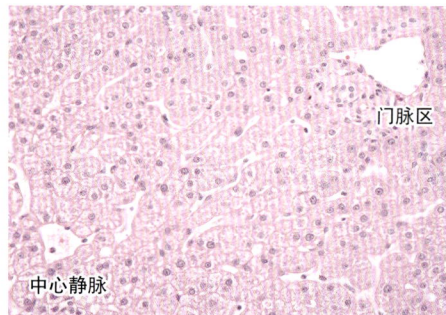

a 肝脏的正常结构

门脉区

中心静脉

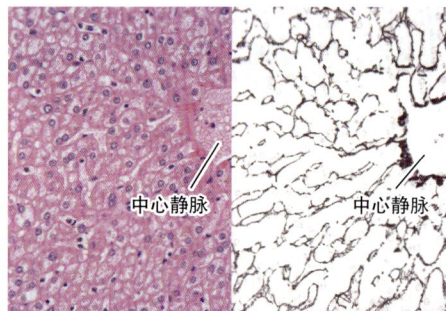

b 肝实质

中心静脉

中心静脉

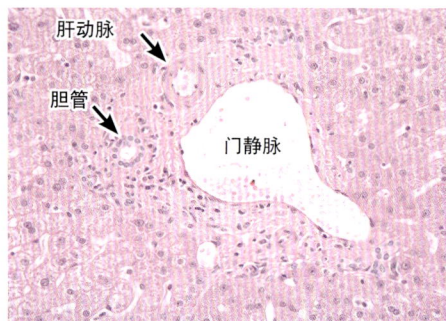

c 门脉区

肝动脉

胆管

门静脉

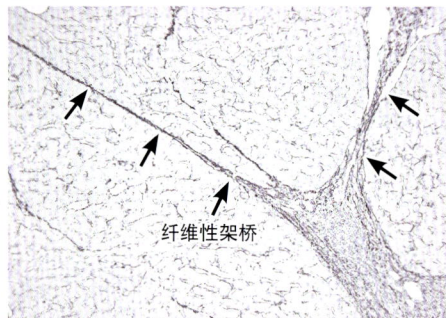

d 肝硬变

纤维性架桥

还是恶性或是交界性病变，进行鉴别诊断。

· 肝细胞**网状纤维的减少**（ⓖ[*]）是对肝细胞癌诊断有用的所见。

B）其他肿瘤

· 有肝内胆管癌（腺癌）和转移性肿瘤等多彩的原发性、转移性肝肿瘤的鉴别。鉴别诊断时临床信息是不可或缺的。

· 免疫染色对确认肿瘤细胞的性质（肝细胞性，胆管上皮性等）有用（ⓗ MUC1 免疫染色）。

■ 观察肝切除标本的技巧

· 通过肉眼观察把握**病变（主要是肿瘤）的范围、进展，与既存的胆管及门静脉的关系**，这是最重要的。观察时还要想着影像学所见。

· 在显微镜下观察时，**对构成病变的组织、细胞成分进行解析**。确认是属于肝细胞性，还是胆管上皮性、血管性、炎症性。

· 病变是肿瘤性还是反应性，如果是肿瘤性，是良性还是恶性，或是交界性病变，进行鉴别诊断。

· 免疫染色对确定肿瘤细胞的性质有用。

· 在肿瘤性病变的情况下，还要评价**进展形态、脉管侵袭像**。

· **背景肝的性状**对鉴别诊断也很重要。研讨肝硬变、慢性肝病（病毒性肝炎等）、胆管系统疾病等。

· 最后，充分考虑组织学所见和肉眼所见、影像学所见及临床信息进行诊断。做成地图式图表容易理解全貌。

ⓔ 原发性胆汁性肝硬变

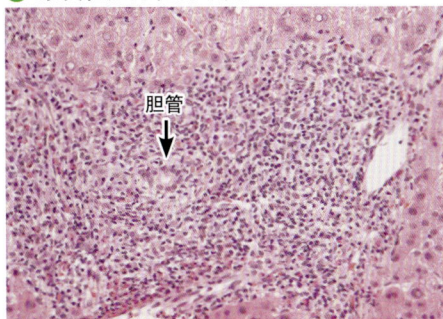

胆管

ⓕ 肝细胞性腺瘤

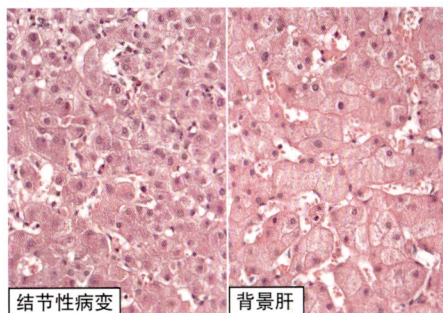

结节性病变　背景肝

ⓖ 肝细胞癌

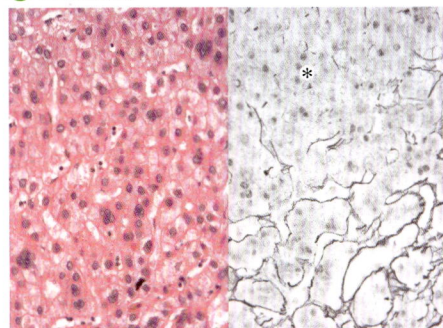

*

ⓗ 肝内胆管癌

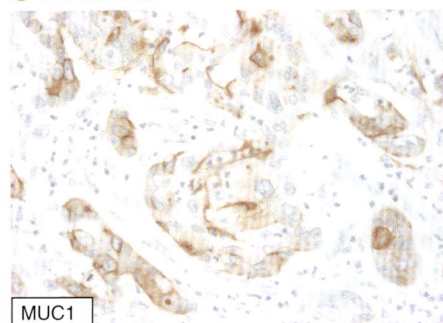

MUC1

1 有输血史患者的肝损伤

病毒性慢性肝炎

病 例 67 岁男性。健康检查时发现肝损伤。通过精查判明 HCV 抗体阳性。以前做椎间盘脱出手术时接受过输血。现在没有特殊症状。在干扰素治疗开始前行肝活检。

生化学数据	WBC	Hb	PLT	HPT	AST	ALT	LDH	γGTP	ALP	T-Bil	T-Cho	HBsAg	HCV-RNA
	5000	13.5	15.8×10⁴	91 %	51	74	211	36	201	0.5	202	阴性	4.7

ⓐ

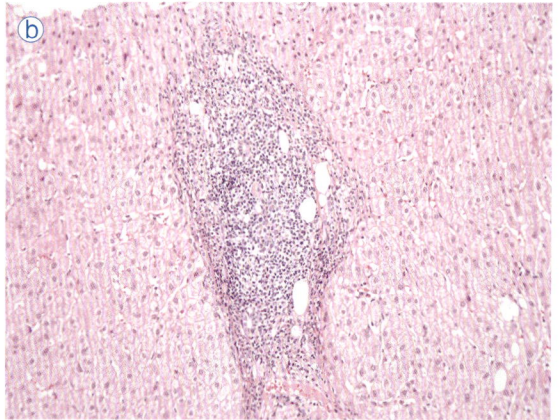

ⓒ

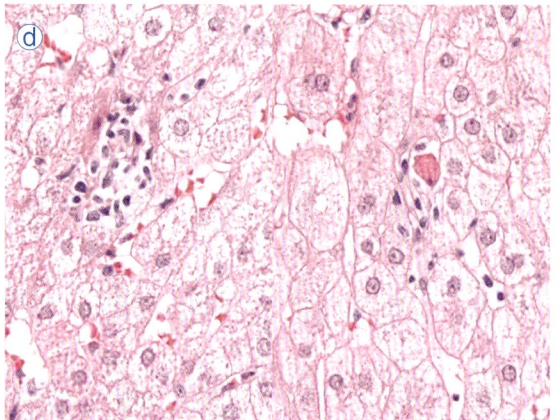

a）Ag 染色（低倍放大） b）HE 染色（中倍放大） c，d）HE 染色（高倍放大）

临床医生的疑问

❶ 想知道观察肝穿刺活检方法的程序。

❷ 界面性肝炎是什么样的病变？

❸ 病毒性肝炎的活动度、进行度是看什么地方决定的？

■ 这样看低 / 中倍放大像

· 低倍放大时，首先看肝小叶基本结构。❶使用 Ag 染色后，就容易观察门脉区的扩大（细胞性，纤维性），纤维性架桥的有无，静脉周围性、细胞周围性纤维化。这个病例的 Ag 染色，肝小叶结构没有明显的紊乱。可见门脉区（P）的细胞性扩大，纤维的伸展（ⓐ→），但没有明显的纤维性架桥。

· HE 染色下，观察门脉区的所见及肝实质的所见。❶这个病例在门脉区内可见伴有滤泡样结构的非常强的淋巴细胞浸润（ⓑ◌）。

ⓐ

P P P

纤维的伸展

ⓑ ⓒ

P

很强的淋巴细胞浸润

■ 这样看高倍放大像

· 在门脉区和肝实质的交界处（界面板）也因为淋巴细胞浸润变得不规则（界面性肝炎❷，ⓒ⇢）。这是慢性肝炎活动度判定的要点所见。此外，胆管（ⓒ◌）内也可看到轻度的肝炎性胆管病变。

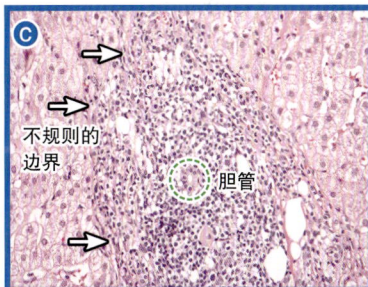

· 在肝实质内，散见巢状坏死（ⓓ◌）、嗜酸体（肝细胞的凋亡）。肝实质的坏死、炎症反应在肝炎活动度判定时也一起考虑进去。❸

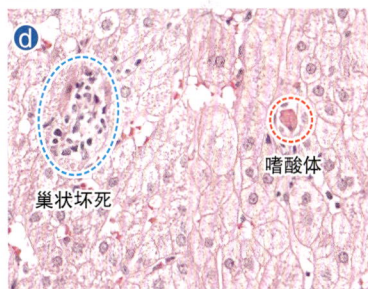

ⓒ

不规则的边界

胆管

■ 病理诊断

病理诊断 C 型病毒性慢性肝炎（chronic hepatitis，C），A1F1（参照表）。

鉴别诊断 如果有肝炎病毒标志物阳性的临床信息就很容易做出病毒性肝炎的组织诊断。有时会出现通过肝炎的所见怀疑有酒精性肝损伤等模式的纤维化比较明显的病例。再次确认饮酒史，进行综合性诊断是非常重要的。

ⓓ

嗜酸体

巢状坏死

+α 知识

表 病毒性肝炎的组织分类（新犬山分类，1995 年）

病程	纤维化的程度	活动度	坏死、炎症所见的程度
F0	没有纤维化	A0	没有坏死、炎症所见
F1	门脉区的纤维性扩大	A1	轻度的坏死、炎症所见
F2	纤维架桥形成	A2	中度的坏死、炎症所见
F3	伴有小叶变形（假小叶）的纤维架桥形成	A3	高度坏死、炎症所见
F4	肝硬变		

重要提示 病毒性肝炎诊断要评价活动度（门脉区的炎症，肝实质的炎症）及进行度（纤维化的程度）。

第 5 章

肝脏

2 男性大量饮酒者的肝损伤

酒精性肝损伤

病例 68 岁男性。嗜酒（日本酒 1~1.5L/d），以前因酒精性肝损伤随访。最近因肝功能下降，为了评价目前的纤维化、炎症的程度行肝活检。

生化学数据	WBC	Hb	PLT	TP	ZTT	TTT	AST	ALT	ALP	γGTP	ChE	T-Cho	AFP
	4700	12.6	14.6×10⁴	6.2	0.5	4.0	122	89	488	270	193	230	8.5
	肝炎病毒标志物												
	阴性												

a）Ag 染色（低倍放大） b）HE 染色（低倍放大） c）Ag 染色（高倍放大） d）HE 染色（高倍放大）

临床医生的疑问

❶ 看到什么样的组织像时怀疑酒精性肝损伤？

❷ 诊断酒精性肝损伤时哪些所见是必要的？

病理医生的态度

■ 这样解读低倍放大像

- 酒精性肝损伤的组织所见有脂肪肝，肝纤维化，脂肪性肝炎，肝硬变（小结节性）。❶肝纤维化通常与脂肪肝或脂肪性肝炎并存。
- 在这个病例中，肝小叶是中等程度紊乱。可见中度~重度静脉周围性、细胞周围性纤维化，门脉区（P）周围的纤维化。散在主要以中心静脉（C）之间的纤维性架桥形成（ⓐ→）及结节形成倾向。
- 门脉区的扩大及炎症基本不明显（ⓐⓑ）。
- 肝小叶有轻度脂肪沉积。

■ 这样解读高倍放大像

- Ag 染色下，被染成红茶色的中心静脉周围性、细胞周围性纤维化很明显（ⓒ◌）。
- 肝细胞内可见大滴性、小滴性的脂肪沉积（ⓓ◌）。而且，尽管因为戒酒脂肪沉积减轻，纤维化也会残留。
- 这个病例没有肝细胞肿大及明显的 Mallory 小体❷（参照第 5 章 -3）等脂肪性肝炎所见。

■ 病理诊断

病理诊断 酒精性脂肪化 + 纤维化，中度~重度（alcoholic steatofibrosis，moderate~severe degree）。

鉴别诊断 有类似所见的疾病有非酒精性脂肪性肝病（NAFLD），药物性肝损伤。鉴别时离不开临床信息。

+α知识 酒精性泡沫状变性（alcoholic foamy degeneration）：随着大量饮酒，肝细胞内沉积泡沫状的小脂肪滴的病理表现。戒酒后肝功能和组织像都能迅速恢复。

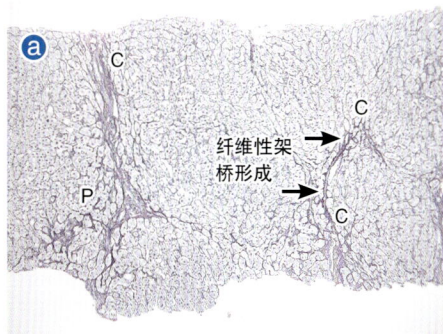

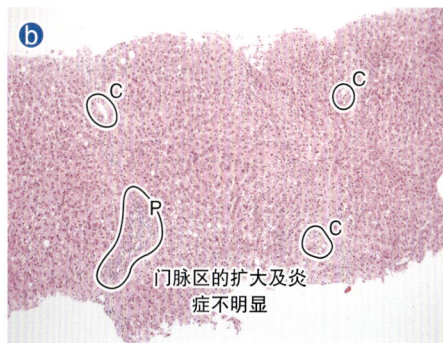

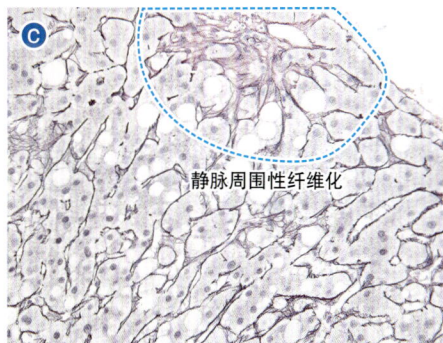

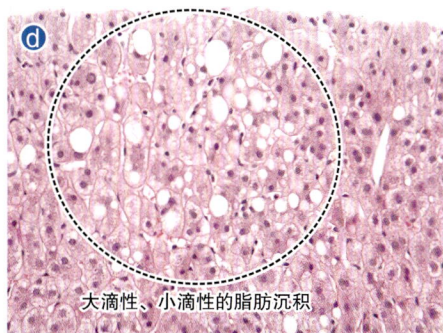

ⓐ

C

C

纤维性架桥形成

P

ⓑ

C

C

P

C

门脉区的扩大及炎症不明显

ⓒ

静脉周围性纤维化

ⓓ

大滴性、小滴性的脂肪沉积

重要提示 看到脂肪沉积和细小纤维化时，要怀疑酒精性肝损伤或 NAFLD，首先要确认饮酒史。

3 中老年女性的抗核抗体（ANA）阳性肝损伤

非酒精性脂肪性肝炎（NASH）

病例 61 岁女性。因糖尿病门诊持续治疗。由于肝损伤加重，被当地介绍过来。最近，随着退休，确认体重增加。基本没有饮酒史，而且也没有服用保健品及营养补充剂。因怀疑自身免疫性肝炎（AIH）行肝活检。

生化学数据	WBC	Hb	PLT	ZTT	TTT	AST	ALT	ALP	γGTP	HbA1c	ANA
	7580	12.3	19.6×10^4	14.6	7.0	164	149	422	88	7.4	320倍（speckled pattern）
	AMA	IgG	IgA	IgM	肝炎病毒标志物						
	阴性	1870	275	60	阴性						

a）Ag染色（低倍放大） b）HE染色（低倍放大） c）HE染色（中倍放大） d）HE染色（高倍放大）

临床医生的疑问

❶ 因为抗核抗体阳性可以怀疑AIH，那么组织像是什么样呢？

❷ 为了诊断非酒精性脂肪性肝炎（NASH），什么样的所见是必要的呢？

❸ 中性粒细胞浸润不是很明显，诊断脂肪性肝炎合适吗？

病理医生的态度

■ 这样解读低倍放大像

- Ag 染色下，肝小叶结构中度 ~ 重度紊乱。有相对较强的静脉周围性、细胞周围性的细纤维化，局部可见中心静脉（C）之间的纤维性架桥形成（ⓐ○）。P：门脉区。
- 肝实质约 20% 的区域可见脂肪沉积。门脉区的炎症细胞浸润是轻度的（ⓑ）。作为未治疗的 AIH 来说，炎症有点太轻了。❶

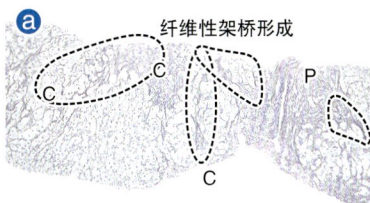

ⓐ 纤维性架桥形成

C　C　C　P

■ 这样解读中 / 高倍放大像

- 在小叶中心部肝实质色调明亮的区域内，可见脂肪沉积和肝细胞气球样肿大（cell ballooning）❷（ⓒ）。
- 肿大的肝细胞的细胞质内可见细胞质内凝聚体和 Mallory 体（ⓓ○）。周围伴有轻度的淋巴细胞、❷中性粒细胞浸润。中性粒细胞未必明显。❸

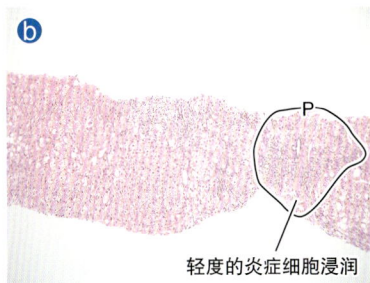

ⓑ

P

轻度的炎症细胞浸润

■ 病理诊断

病理诊断 非酒精性脂肪性肝炎 [（nonalcoholic steatohepatitis（NASH），Grade2，Stage3）]（Brunt 分类，表）

鉴别诊断

- 自身免疫性肝炎（AIH）：一部分 NASH 病例与所示病例一样呈 ANA 阳性，这成为与 AIH 鉴别的问题。肝活检的组织学诊断对鉴别有用。
- 酒精性肝炎：有必要确认有无饮酒。

+α 知识

表　NASH 的组织学分类：Brunt 分类

ⓒ 脂肪沉积和肝细胞气球样肿大

Grade 活动度	脂肪沉积	气球样肿大	炎症
轻度 Grade1	轻度 ~ 中度（<33%）	很小	L：轻度 ~ 中度 P：无度 ~ 轻度
中度 Grade2	中度 ~ 重度（>33%）	可见	L：中度 P：轻度 ~ 中度
重度 Grade3	中度 ~ 重度（>66%）	明显	L：重度 P：轻度 ~ 中度

Stage（分期）	
1	部分或广泛的 Zone3 的细胞周围性纤维化
2	Zone3 的细胞周围性纤维化 + 门静脉纤维化
3	纤维性架桥形成（中心静脉，门静脉 ~ 中心静脉间）
4	肝硬变

ⓓ

细胞质内凝聚体

肝细胞的气球样肿大和 Mallory 体

- 近来，也有使用半定量评价脂肪沉积、气球样肿大、炎症的 NASH activity score（NAS），NAS 5 分以上的诊断为 NASH。

> **重要提示** 即使 ANA 阳性，如果炎症较弱，有细纤维化及肝细胞肿大，也要考虑 NASH 的可能性。

4 中老年女性的转氨酶高值病例

自身免疫性肝炎（AIH）

病 例　58 岁女性。因甲状腺功能低下症内服药物治疗。最近的血液检查发现肝功能异常，抗核抗体阳性。因怀疑自身免疫性肝炎（AIH），行肝活检。

生化学数据	AST	ALT	ALP	γGTP	T-Bil	IgG	IgA	IgM	ANA	AMA
	541	810	2500	270	0.6	1,453	316	63	320倍（homogeneous）	阴性
	肝炎病毒标志物 阴性									

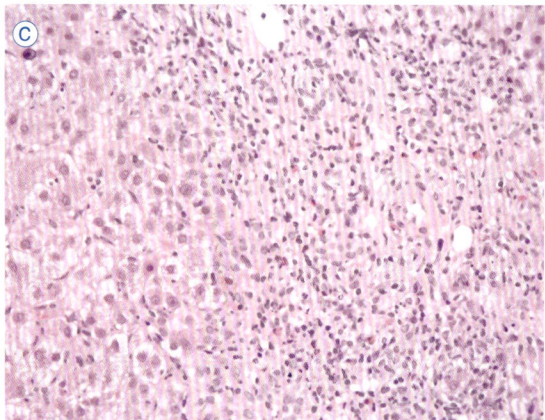
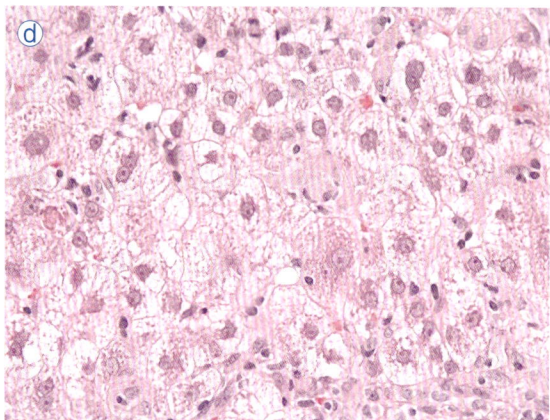

a）Ag 染色（低倍放大）　b）HE 染色（低倍放大）　c，d）HE 染色（高倍放大）

临床医生的疑问

❶ AIH 特征性的病理所见是什么？

❷ 单通过组织像能鉴别 AIH 和病毒性肝炎吗？

❸ 最近常常听到的"伸入运动（emperipolesis）"是什么意思？

病理医生的态度

■ 这样解读低倍放大像

· Ag 染色下，可见门脉区（P）的细胞性、纤维性扩大（○）及纤维性架桥形成（○）。局部形成较宽的纤维性间隔或呈玫瑰花样包围肝细胞（○）。C：中心静脉。

· 门脉区和纤维性间隔内可见强烈的炎症细胞浸润（）。AIH 多数像提示病例那样呈活动度较高的慢性肝炎的组织像。❶急性 AIH 可见带状坏死。单看肝组织像不能和其他原因引起的慢性肝炎区分。❷

■ 这样解读高倍放大像

· 在门脉区有以浆细胞和淋巴细胞为主体的强烈的炎症细胞浸润，界面性肝炎（○）也很明显。在门脉区局部可见轻度的胆管损伤（○），但没有胆管炎及胆管消失。

· 在肝实质内可见多发的巢状坏死（○）。部分可见肝细胞内的淋巴细胞吞噬像[伸入运动（emperipolesis）]❸（→）。尽管在简化的 AIH 标准中把这个作为自身免疫性肝炎的特征像记录下来，但其意义还存在争论。

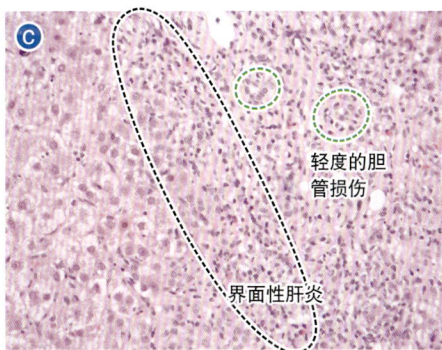

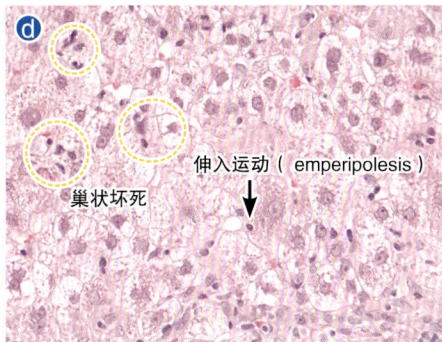

■ 病理诊断

病理诊断 慢性肝炎（chronic hepatitis），A2F3，与自身免疫性肝炎不矛盾。

鉴别诊断 与 AIH 类似的组织像有病毒性肝炎，原发性胆汁性肝硬变（PBC），药物性肝损伤等多种疾病。有必要结合临床信息综合诊断。

+α知识 最近，国际组织提倡的简化的 AIH 标准[1]，特别注重根据急性发病性 AIH 的早期诊断开始早期免疫抑制治疗。

<参考文献>
[1] Hennes EM, et al：Hepatology, 48：169-176, 2008.

门脉区的扩大

玫瑰花样包围肝细胞

纤维性架桥形成

强烈的炎症细胞浸润

轻度的胆管损伤

界面性肝炎

伸入运动（emperipolesis）

巢状坏死

重要提示 中老年女性转氨酶高值的病例，要想到 AIH，检查自身抗体。

5　脑梗死治疗中出现的肝损伤

药物性肝损伤

病例　65 岁男性，因脑梗死入院。出院后，对高脂血症、高尿酸血症处方新的 A 药、B 药内服。因为肝损伤逐渐加重，血小板数降低，怀疑药物性肝损伤。中止药物内服，行肝活检。内服中止后，肝损伤略有改善。饮酒 3~5 合 /d（1 合 =180mL）。

生化学数据	WBC			Hb	PLT	TP	Alb	T-Bil	AST	ALT	ALP
	7200（Eosino 5.7，Neu 34.0，Lym 48.3）			15.3	13.7×10^4	6.2	4.0	1.0	87	145	265
	γGTP	PT	肝炎病毒标志物	ANA							
	151	86 %	阴性	阴性							

a）Ag 染色（低倍放大）　b）HE 染色（低倍放大）　c，d）HE 染色（高倍放大）

临床医生的疑问

❶ 药物性肝损伤特征性的组织所见是什么？

❷ 这个病例中嗜酸细胞浸润不是很明显，诊断药物性肝损伤合适吗？

❸ 药物性肝损伤与病毒性肝炎、自身免疫性肝炎能通过组织像鉴别吗？

病理医生的态度

药物性肝损伤的基本组织像有肝细胞损伤型（肝炎型）和肝内胆汁瘀滞型，及两者混合型。还有胆管消失型及脂肪等物质沉积型，表现为多彩的组织像。❶

■ 这样解读低倍放大像

· 肝小叶结构基本上保持了，门脉区（P）的扩张基本不明显。在小叶中心部可见肝实质的脱落和银染纤维的凝集（ⓐ→）。C：中心静脉。

· 门脉区的炎症细胞浸润是轻度的（ⓑ）。

■ 这样解读高倍放大像

· 在肝实质的脱落部可见较多的色素吞噬细胞（ⓒ◌）。是穿凿样（punched-out）的带状坏死所见。嗜酸细胞浸润不明显。

· 门脉区的炎症细胞浸润是轻度的，没有界面性肝炎（ⓓ）。

■ 病理诊断

病理诊断 急性肝炎，融合坏死型（acute hepatitis, confluent necrosis type），与药物性肝损伤不矛盾。

鉴别诊断 要与病毒性肝炎、自身免疫性肝炎（急性肝炎型）鉴别。如提示病例那样，门脉区的炎症几乎没有，表现为小叶中心部（Zone3）的带状坏死的组织像是强烈怀疑药物性肝炎的组织像。鉴别时离不开临床信息。

+α知识

· 引起药物性肝损伤的药物多为抗生素、精神科用药和保健品。

· 嗜酸细胞增多约占25%，组织像的嗜酸细胞浸润多不明显。❷

· 也有与自身免疫性肝炎鉴别困难的病例。药物性肝损伤也有出现抗核抗体阳性的病例。而且也有因为药物性肝损伤引起自身免疫性肝炎发病的情况。❸

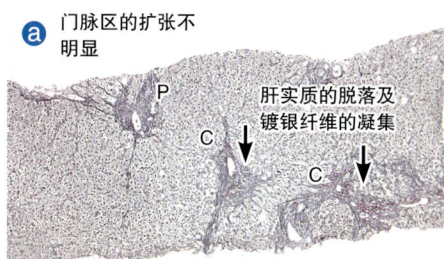

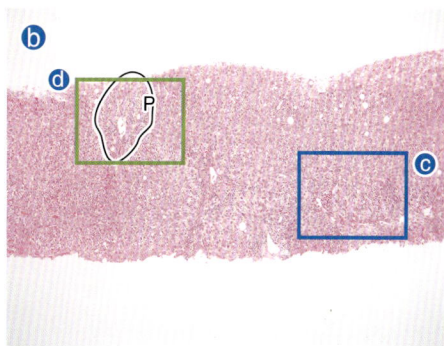

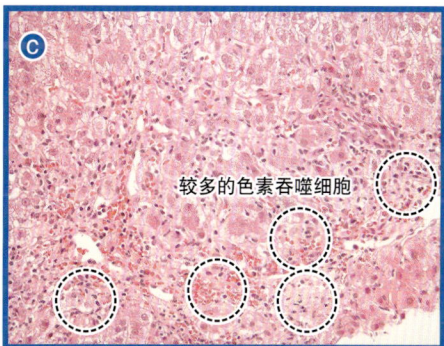

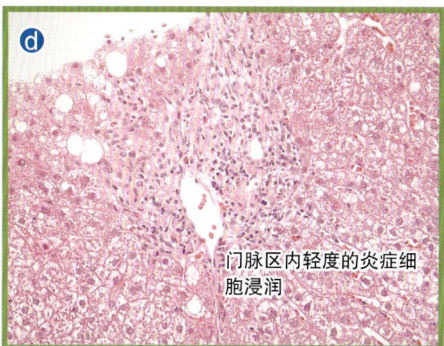

重要提示 看到炎症比较弱的急性肝坏死时要怀疑药物性肝损伤。要再次确认药物及保健品等的服用。

ⓐ 门脉区的扩张不明显

肝实质的脱落及镀银纤维的凝集

ⓑ

ⓒ 较多的色素吞噬细胞

ⓓ 门脉区内轻度的炎症细胞浸润

6 中老年女性的胆道系统酶高值病例

原发性胆汁性肝硬变（PBC）

病例 63 岁女性。数年前体检发现肝损伤。有感冒症状，在当地行血液检查发现肝损伤。

通过自身抗体等血液化验详细检查，怀疑是原发性胆汁性肝硬变（PBC），行肝活检。

	AST	ALT	ALP	γGTP	T-Bil	IgG	IgA	IgM	ANA
生化学数据	39	45	480	270	0.6	2467	339	619	640 倍（speckled, anti-centromere）
	AMA		dsDNA	ssDNA	IgM-HA		HBsAg	HCV-Ab	
	阳性；M2 145		阴性	阴性	阴性		阴性	阴性	

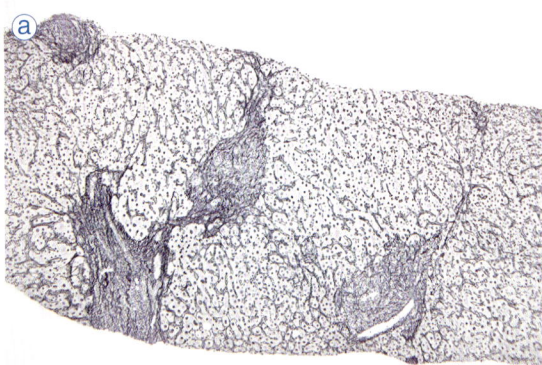

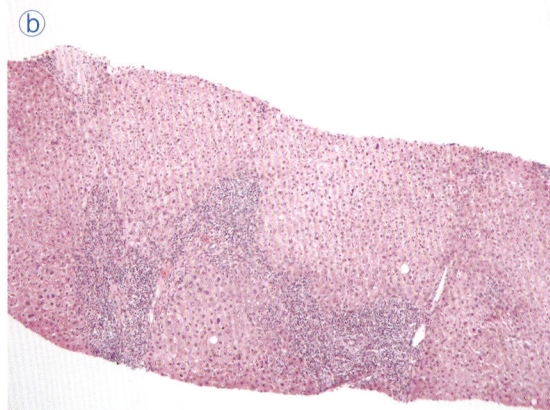

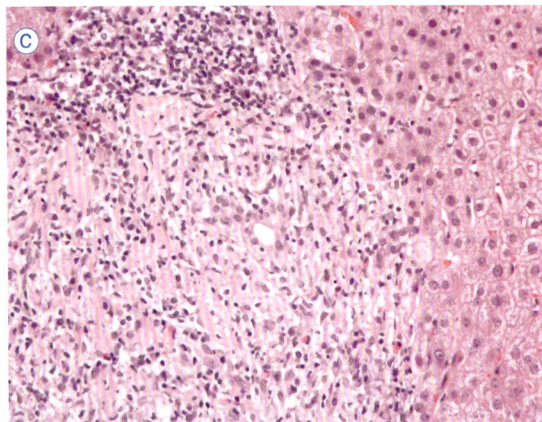

a）Ag 染色（低倍放大）　b）HE 染色（低倍放大）　c）HE 染色（高倍放大）

临床医生的疑问

❶ PBC 特征性的病理组织所见是什么？

❷ 胆管消失应该怎样发现才好？

❸ 如何判定分期？

病理医生的态度

■ 这样解读低倍放大像

- Ag 染色下，可见门脉区的细胞性、纤维性扩张及门脉区间（P-P）的纤维性架桥形成（ⓐ→），局部有结节形成倾向。
- HE 染色下，可见门脉区强烈的炎症细胞浸润（ⓑ）。

ⓐ 纤维性架桥形成

■ 这样解读高倍放大像

- 在小叶间胆管内，可见向上皮层内浸润的炎症细胞，胆管细胞排列不规整❶（ⓒ○）。在胆管周围，有明亮细胞质的大巨噬细胞形成类上皮细胞肉芽肿。是 PBC 的特征像（chronic nonsuppurative destructive cholangitis，CNSDC）❶所见。也可见肝炎性病变（界面性肝炎）（ⓒ○）。
- 其他的 PBC 病例有胆管消失像（ⓓ）。这个门脉区内，看不到本来应该有的和动脉同等大小的胆管。❷

ⓑ 强烈的炎症细胞浸润

ⓒ 界面性肝炎 / 向胆管上皮层浸润的炎症细胞

■ 病理诊断

病理诊断 原发性胆汁性肝硬变 [primary biliary cirrhosis（PBC），Stage3]（Scheuer 分类）

鉴别诊断 鉴别时离不开 AMA 阳性等临床信息。在肉芽肿性肝疾病中，有结节病、药物性肝损伤等。肝炎性胆管损伤在自身免疫性肝炎、C 型病毒性肝炎时也可看到。怀疑是 PBC 的肝活检没有看到 CNSDC 时，通过深切切片又能看到 CNSDC。

+α知识 PBC 的病期分类❸：长期以来使用 Scheuer 分类、Ludwig 分类。最近提倡把活动度（胆管炎、肝炎）和病期 / 分期（通过纤维化、胆管消失、地衣红阳性颗粒沉积评价）分开评价的新分类法（表）[1]。

ⓓ（参考病例）门脉支 / 动脉

表　PBC 的新组织学病期分类（staging）和活动度分类（grading）

新组织学的病期分类（staging）		
纤维化的分值	Score0~3	
胆管消失的分值	Score0~3	
地衣红阳性颗粒沉积的分值	Score0~3	
根据上述组织病变分值的合计进行病期诊断		
Stage		3因子分值的合计
1（no progression）	无进展	0
2（mild progression）	轻度	1~3
3（moderate progression）	中度	4~6
4（advanced progression）	重度	7~9

活动度分类（grading）

慢性胆管炎的活动度（chronic cholangitis activity，CA）
　CA0~3（CA0，没有；CA1，轻度；CA2，中度；CA3，明显活动）

肝炎的活动度（hepatitis activity，HA）
　HA0~3（HA0，没有；HA1，轻度；HA2，中度；HA3，明显活动）

<参考文献>
[1] Nakanuma Y, et al：Pathol Int, 61：298-305, 2011.

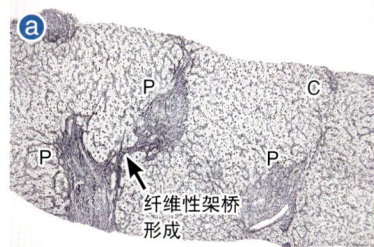

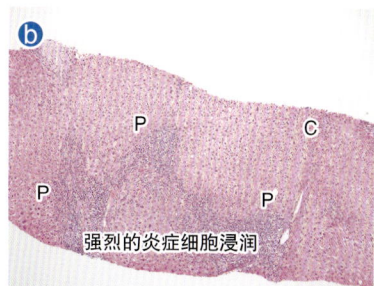

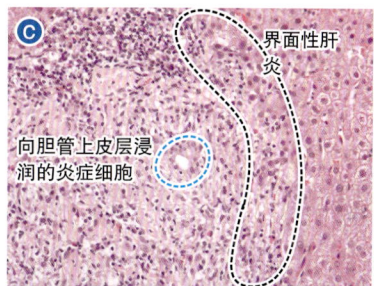

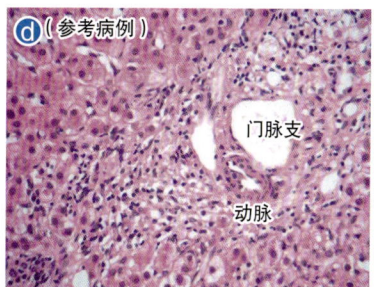

重要提示 一旦怀疑 PBC，首先查找胆管炎/CNSDC。也要注意胆管消失、肝实质内的类上皮细胞肉芽肿。

7 溃疡性结肠炎患者发生的以胆管系统酶为主的肝损伤

原发性硬化性胆管炎（PSC）

病例　34 岁男性。15 岁时血便，以腹泻为主诉来院，诊断为溃疡性结肠炎。16 岁时出现以胆管系统酶为主的肝损伤，根据胆管造影等所见诊断为原发性硬化性胆管炎（PSC），门诊治疗。之后，一直随访，这次对偶发的肝肿瘤（直径 3cm，肝细胞腺瘤）行肝部分切除术。

生化学数据	WBC	RBC	PLT	TP	Alb	T-Bil	AST	ALT	ALP	γGTP	CRP	IgG	IgA
	5200	476×10⁴	26.8×10⁴	7.4	3.9	0.8	43	91	706	718	0.5	1688	267
	IgM	肝炎病毒标志物		ANA	AMA	c-ANCA							
	147	阴性		阴性	阴性	阴性							

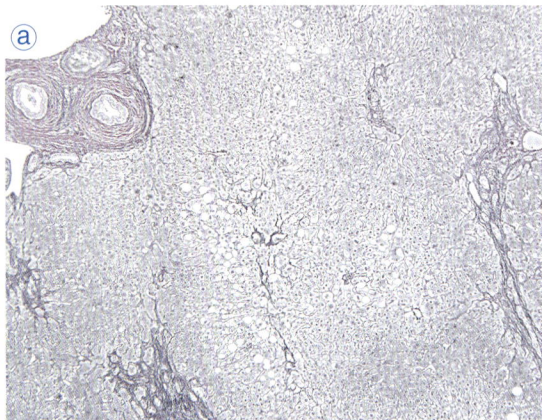

a）Ag 染色（低倍放大）　b）HE 染色（低倍放大）　c）HE 染色（高倍放大）

临床医生的疑问

❶ PSC 的特征性所见是什么？

❷ 通过肝穿刺活检能诊断 PSC 吗？

病理医生的态度

■ 这样解读低倍放大像

- PSC 是原因不明的硬化性胆管炎，如提示病例那样。多为 20~30 岁的年轻男性，合并溃疡性结肠炎。
- PSC 的组织像是非特异性的，粗的胆管可见胆管壁的纤维化、水肿、慢性炎症。在末梢，可见门脉区的非特异性炎症细胞浸润、纤维化、胆管周围环状纤维化（onion-skin fibrosis）、胆管消失。❶ 随着病情发展，出现胆汁瘀滞，迁延后进展成胆汁性肝硬变。通过肝活检确定诊断比较困难，必须有包括影像在内的临床信息。❷
- 提示病例的 Ag 染色可见门脉区（P）的纤维性扩张（ⓐ○）、短的纤维性架桥伸出（ⓐ→），但肝小叶结构基本保持。
- 门脉区内可见轻度炎症细胞浸润，而且小叶中心部伴有轻度的脂肪沉积（ⓑ○）。

■ 这样解读高倍放大像

- 小叶间胆管水平的胆管内可见洋葱皮样纤维化 onion-skin fibrosis（ⓒ○）。门脉区的边缘可见轻度的细胆管反应（ⓒ○）。
- 地衣红染色：PSC 另一个病例，在显示胆管消失的门脉区周围的肝细胞内可见地衣红阳性颗粒的沉积（ⓓ⇨）。这是提示慢性胆汁瘀滞的所见。

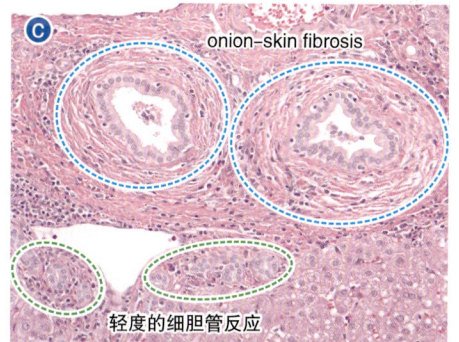

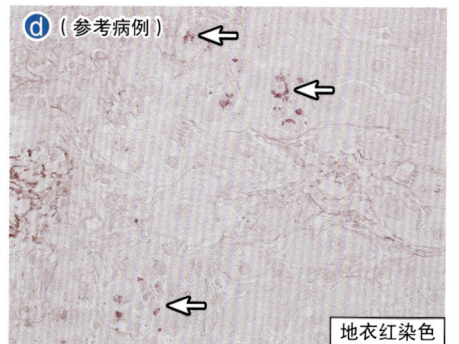

■ 病理诊断

病理诊断 原发性硬化性胆管炎［primary sclerosing cholangitis（PSC），Stage2］。

鉴别诊断 临床上要除外引起继发性硬化性胆管炎的疾病。怀疑类似 PSC 的 IgG4 相关性胆管炎时，要进行血清 IgG4 值的测定或 IgG4 免疫染色。

+α知识 PSC-AIH 重叠综合征：小儿～青年期的 PSC 的一部分病例有明显的界面性肝炎及肝实质内的坏死性炎症。考虑为重叠综合征。

重要提示 看到胆管周围的环状（洋葱状）纤维化、胆管消失、细胆管反应时，要怀疑 PSC 等胆管系统疾病。

ⓐ P P C 纤维性架桥的伸出

ⓑ 门脉区内轻度的炎症细胞浸润 P P C P 轻度的脂肪沉积

ⓒ onion-skin fibrosis 轻度的细胆管反应

ⓓ（参考病例）地衣红染色

8 C型慢性肝炎随访过程中发生的结节性病变

高分化型肝细胞癌

病例 63岁男性。C型慢性肝炎随访。影像学检查发现在S5有大约1.5cm大的结节。术前诊断为肝细胞癌,行肝部分切除。

Ⅰ)**切除标本**(肉眼像):可见边界不清的结节性病变
a)**HE染色**(低倍放大) b)**HE染色**(高倍放大) c)**Ag染色**(高倍放大)

临床医生的疑问

❶ 看上去异型性比较弱,能诊断肝细胞癌的要点在哪儿?

病理医生的态度

■ 这样解读低倍放大像

· 把结节和背景肝对比观察。结节没有被膜，表现为挤压性生长。结节内（ⓐ*）比背景肝（ⓐ#）的细胞密度有轻度增加。

· 在提示病例的其他部位，结节的边缘有门脉区残存（ⓓ○）。

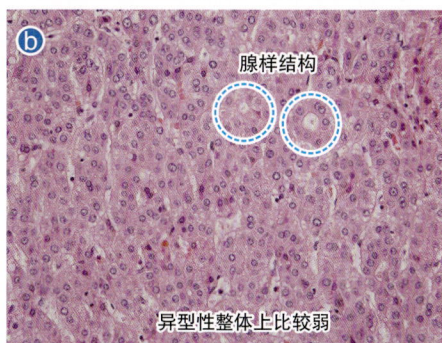

ⓐ　#背景肝　*结节内（细胞密度增加）

■ 这样解读高倍放大像

· 小型的肝细胞性肿瘤细胞呈细条索状排列，随处可见注入胆汁栓的腺样结构（ⓑ○）。可见轻度的核肿大，但没有核形不规整。异型性整体上比较弱。

· 一部分的细胞索内可见银染纤维的消失❶（ⓒ○）。这是提示肝细胞癌的重要所见。但是，由于脂肪沉积或固定不好，有时会出现镀银纤维消失，要加以注意。此外，提示病例的免疫染色有一部分是Glypican-3 阳性。

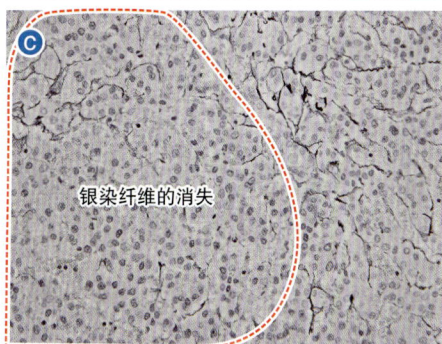

ⓑ　腺样结构　异型性整体上比较弱

■ 病理诊断

病理诊断 肝细胞癌，高分化型（hepatocellular carcinoma，Well-differentiated）。

鉴别诊断 作为肝细胞性结节性病变，要和不典型增生性结节、肝细胞腺瘤、局限性结节性增生（FNH）等鉴别。以细胞异型和镀银纤维消失为基准来诊断。也用下面的免疫染色。背景肝疾病的确认也很重要。

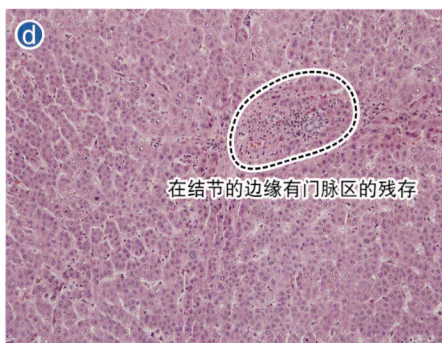

ⓒ　银染纤维的消失

+α知识 辅助肝细胞癌诊断用的免疫染色标志物：

· Glypican-3（磷脂酰肌醇蛋白聚糖-3），GS，HSP70，EZH2：经常用来多种组合染色。

· HepPar1：肝细胞标志物。但是阴性也不能否定肝细胞癌。

· CK19：作为胆管上皮/肝幼稚细胞标志物，对恶性度高的肝细胞癌的检出有用。

ⓓ　在结节的边缘有门脉区的残存

重要提示 对高分化肝细胞癌进行诊断时，镀银纤维消失的确认意外地有用。

难易度 ★ ☆ ☆

9 表现为 CA19-9 高值的不规则肝肿瘤

肝内胆管癌

病例 74 岁女性。腹部超声发现在 S4 有直径 4cm 大的肿瘤。CT 等影像学检查怀疑肝细胞癌（混合型）。病毒标志物阴性。生化学数据没有肝功能、肝胆管系统酶的异常。CA19-9 上升。

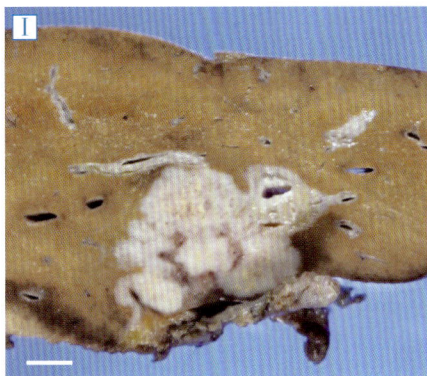

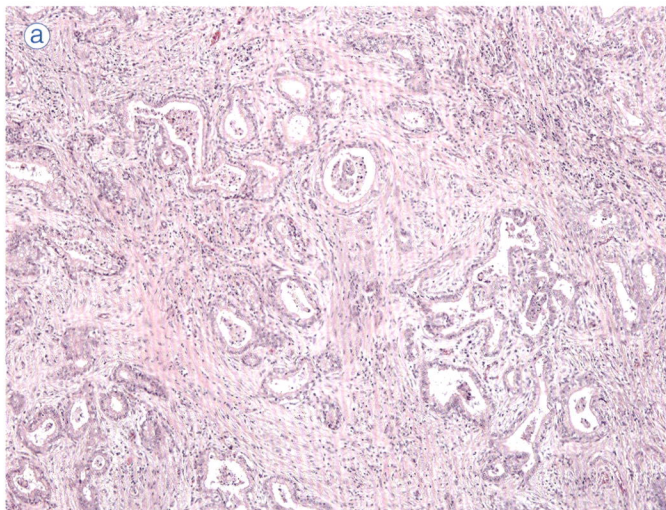

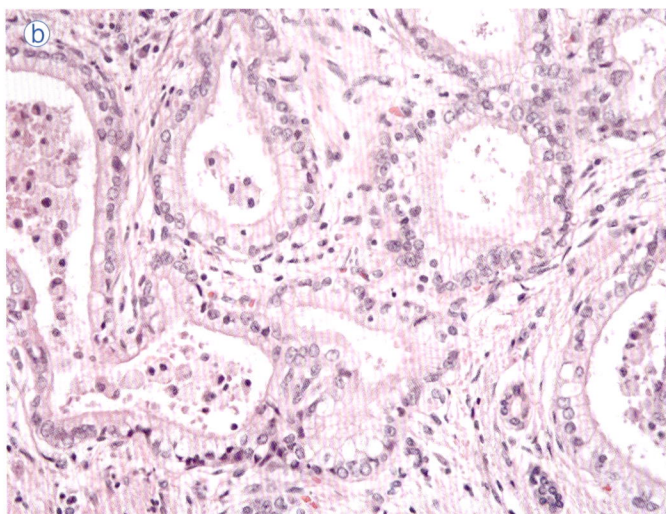

Ⅰ）**切除标本**（肉眼像）：白色调，不规则肿瘤，背景基本是正常肝
a）**HE 染色**（低倍放大）
b）**HE 染色**（高倍放大）

临床医生的疑问

❶ 如何与肝细胞癌鉴别?

❷ 与转移性肝癌（腺癌）的鉴别要点是什么?

病理医生的态度

■ 这样解读低倍放大像

- 在原发性肝癌中，肝细胞癌最多。鉴别的标准是看肿瘤细胞像肝细胞还是胆管细胞，间质结缔组织是多还是少。❶肝内胆管癌的间质结缔组织多，而肝细胞癌的结缔组织少。
- 在间质结缔组织内，可见多数不规则的小型腺管（**ⓐ**）。

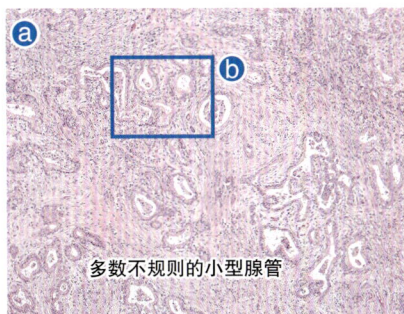

■ 这样解读高倍放大像

- 细胞呈和胆管上皮类似的立方状~圆柱状，细胞质略淡，明亮，轻度的核肿大，核异型（清晰的核小体，核形不规则）。最好和非肿瘤性胆管（**ⓑ**）比较。是高分化型管状腺癌的组织像。
- **黏液染色**（Alician Blue pH 2.5）：酸性黏液染成蓝色。在腺管的内腔缘阳性，确认产生黏液❶（**ⓒ**）。
- **免疫染色**：胆管系统标志物 CK7 阳性（**ⓓ**）。包括提示病例在内，一般肝内胆管癌多为 CK7 阳性、CK20 阴性。

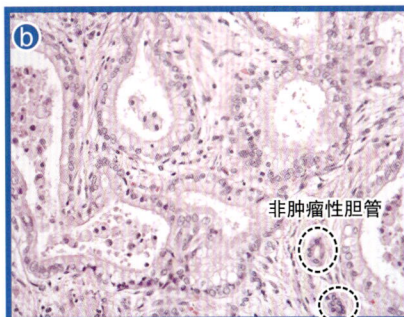

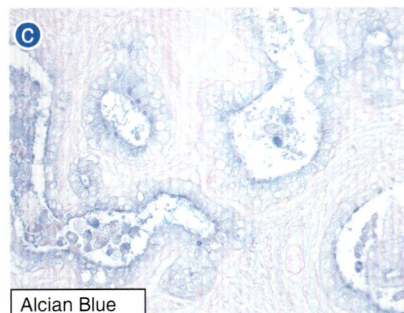

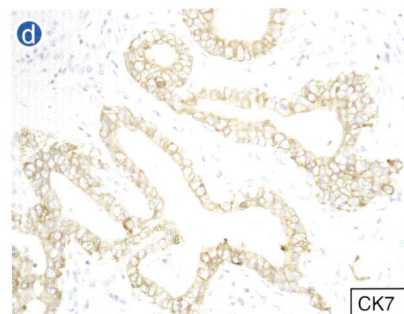

■ 病理诊断

（**病理诊断**）肝内胆管癌（intrahepatic cholangiocarcinoma）。

（**鉴别诊断**）转移性肝癌（腺癌），混合型肝癌：在其他脏器原发腺癌中，特别是胰腺癌和肝外胆管癌在组织像上类似，鉴别困难。❷虽然在既存的胆管上皮内有上皮内病变叫原发，但鉴别时不能缺乏临床信息。与混合型肝癌鉴别时，重要的是有无肝细胞癌的成分，使用表中的免疫染色用于辅助诊断。

+α知识

表　免疫染色：肝细胞癌 vs 肝内胆管癌

	肝细胞癌	肝内胆管癌
Hepatocyte（HepPar1）	+ + /–	–
CEA（polyclonal）	+毛细胆管	+
AFP	+ + /–	–
Cytokeratins 8 & 18	+ +	+
Cytokeratins 7 & 19	–（–/ +）	+
Cytokeratin 20	–	–/ +
EpCAM	–（–/ +）	+
EMA	–（–/ +）	+
MUC1	–	+

重要提示　诊断肝内胆管癌时，黏液产生的确认和不是其他脏器原发腺癌转移的确认是非常重要的。

多数不规则的小型腺管

非肿瘤性胆管

Alcian Blue

CK7

10 C型慢性肝炎发生的肝肿瘤

细胆管细胞癌

病例 64岁女性。C型慢性肝炎随访中。既往有输血史（50岁）。CT提示有肝肿瘤。以精查追加治疗为目的住院。AST、ALT轻度上升。AFP、CEA没有升高。CT在早期可见边缘处的浓染，但后期相也没有内部的浓染。

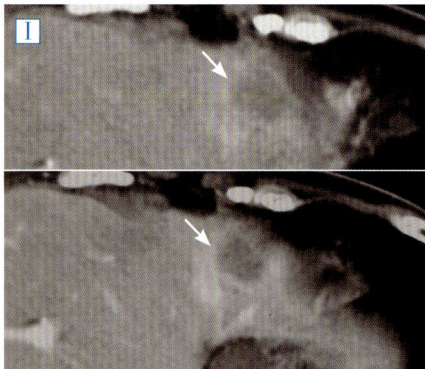

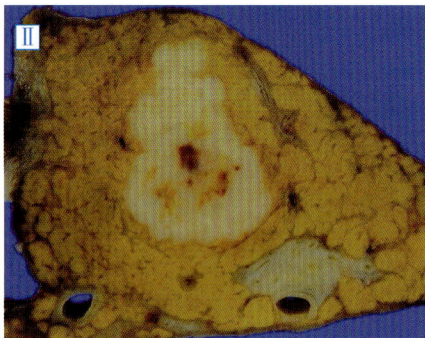

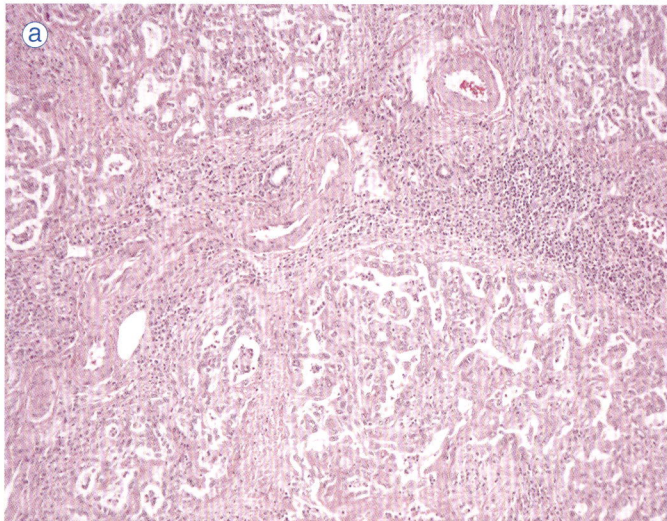

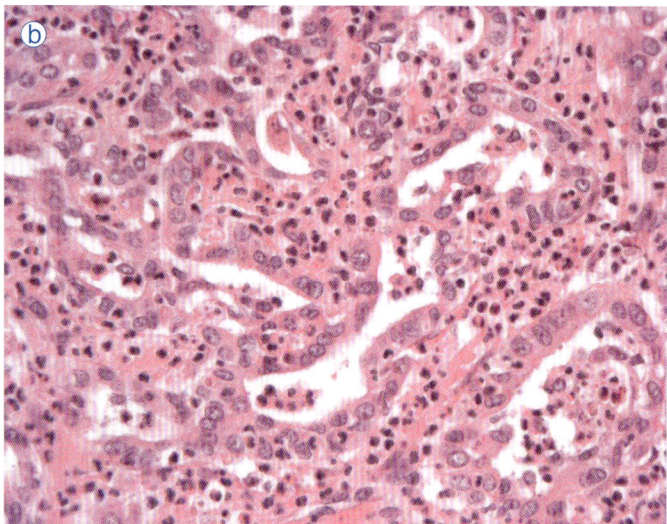

Ⅰ）CT（上：早期像；下：后期像）
Ⅱ）**切除标本**（肉眼像）
a）**HE染色**（低倍放大）
b）**HE染色**（高倍放大）

临床医生的疑问

❶ 一点也不了解细胆管细胞癌与胆管癌的区别。
❷ 如何鉴别细胆管细胞癌与混合型肝癌？

病理医生的态度

■ 这样解读低倍放大像

- 低倍放大下可见多处不规则腺管的巢团（○）。
- 在肿瘤结节内残留门脉区（ⓐ○），呈肝硬变样"cirrhotomimetic 拟肝硬变"结构（ⓐ○）。

■ 这样解读高倍放大像

- 肿瘤细胞呈条索状、小管状、鹿角状（antler-like pattern）不规则吻合状的腺管形成（ⓑⓒ）。背景伴有丰富的纤维性间质和炎症细胞浸润（ⓑⓒ）。
- 肿瘤细胞为小型，异型不明显。❶间质伴有明显的中性粒细胞浸润。<u>看不到通常胆管癌那样产生明亮的黏液</u>。❶
- 免疫染色：管腔缘内胆管（癌）标志物 MUC1 阳性（ⓓ）。

■ 病理诊断

> **病理诊断**

- 混合型肝癌，干细胞性，细胆管型（combined hepatocellular-cholangiocellular carcinoma with stem cell feature, cholangioloellular subtype）（WHO 分类）。
- 细胆管细胞癌（细胆管癌）（cholangiolocellular carcinoma）（原发性肝癌诊治规范）。

> **鉴别诊断** 一般的肝内胆管癌（腺癌），转移性肝癌。

> **+α 知识**

- 细胆管细胞癌是 1959 年 Steiner 等把表现为提示病例那样组织像的原发性肝肿瘤作为"细胆管细胞癌（cholangiolocellular carcinoma）"最早发表的。
- 背景看上去多为慢性肝病 / 肝硬变。是带有肝细胞和胆管中间特点的原发性肝癌，从肝干细胞、癌干细胞的观点上也被重视起来。
- 关于细胆管细胞癌的分类，<u>目前还有争论，摇摆不定</u>。❶❷ WHO 分类（2010）把它包含在混合型肝癌内。原发性肝癌诊治规范（第 5 版，2008）把它作为独立疾病处理。旧版的 WHO 分类把它定为肝内胆管癌的亚型。

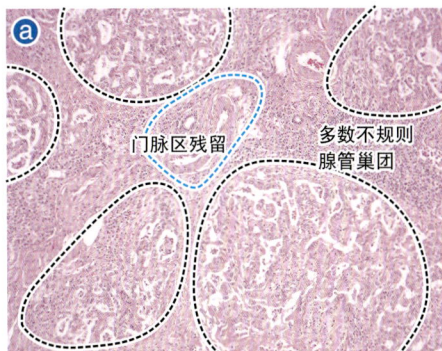

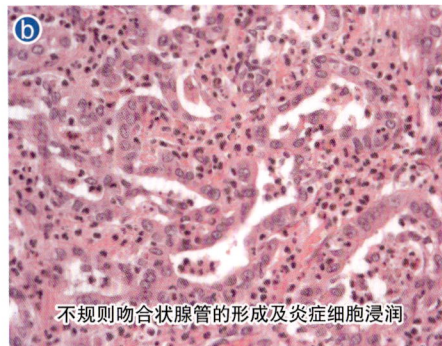

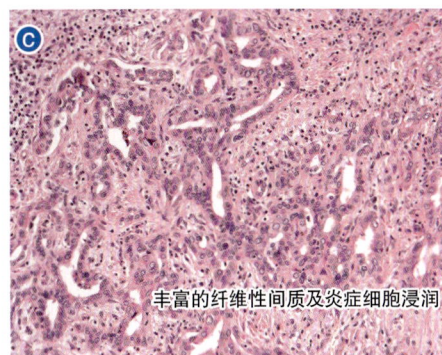

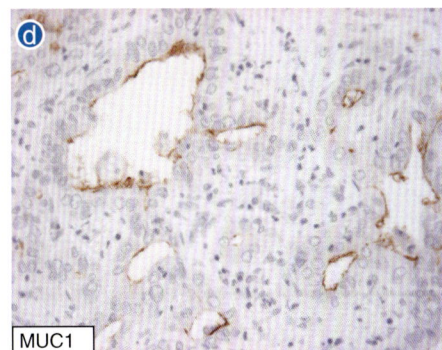

门脉区残留　　多数不规则腺管巢团

不规则吻合状腺管的形成及炎症细胞浸润

丰富的纤维性间质及炎症细胞浸润

MUC1

> **重要提示** 在慢性肝病里发生的肝肿瘤内部看到不规则吻合状腺管形成、炎症细胞浸润、纤维性间质时，要考虑细胆管细胞癌。

11 中年女性发生的血运丰富的肿瘤

肝细胞腺瘤

病例 44 岁女性。体检时偶然在肝左叶发现直径 5cm 大的肝肿瘤。影像学检查结果为血运丰富性，不能否认肝细胞癌，行肝切除术。没有经口服用避孕药。适当机会饮酒。没有肝功能异常。肝炎病毒标志物阴性。

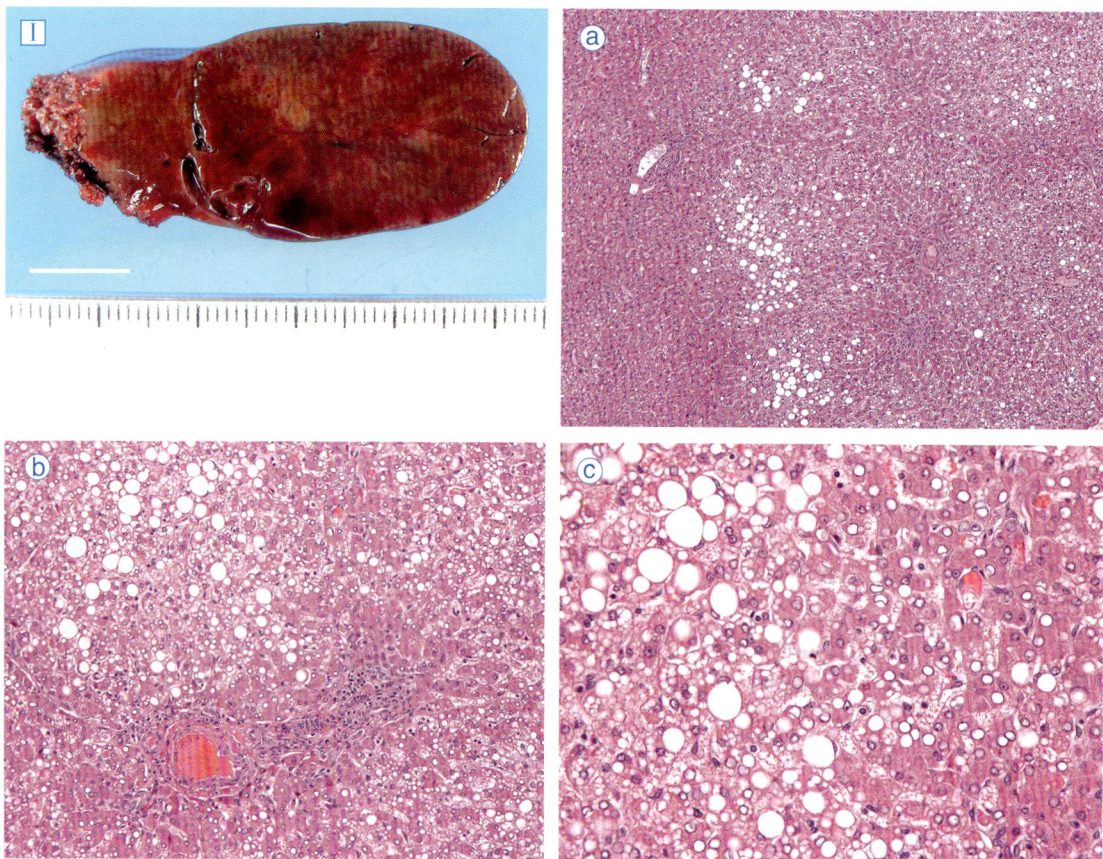

Ⅰ）**切除标本**（肉眼像）：没有被膜的结构，与周围界限明显，呈膨胀性生长的结节。结节内伴有轻度瘀血
a）**HE 染色**（低倍放大） b）**HE 染色**（中倍放大） c）**HE 染色**（高倍放大）

临床医生的疑问

❶ 肝细胞腺瘤能进展成肝细胞癌吗？

❷ 如何与肝细胞癌和增生性结节相鉴别？

病理医生的态度

■ 这样解读低倍 / 中倍放大像

- 结节内（**ⓐ**）的肝细胞里可见脂肪沉积。没有被膜，呈膨胀性、压迫性生长。和背景肝（**ⓐ**）相比，细胞密度略高。
- 在结节内散见胆管缺如的门脉区样结构（**ⓑ**○）。伴有非常轻微的淋巴细胞浸润。

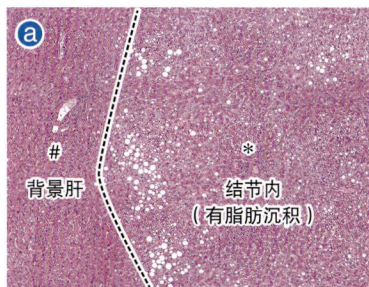

■ 这样解读高倍放大像

- 结节内的肝细胞里可见脂肪沉积和核糖原。异型不明显。没有肝细胞索周围的银染纤维消失。
- 免疫染色：在结节部一致性的肝脂肪酸结合蛋白（liver fatty acid binding protein，LFABP）阴性（**ⓓ**）。是提示为 HNF1α 失活型肝细胞腺瘤的所见。

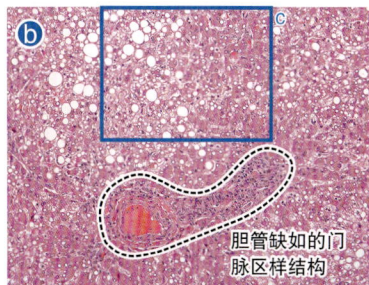

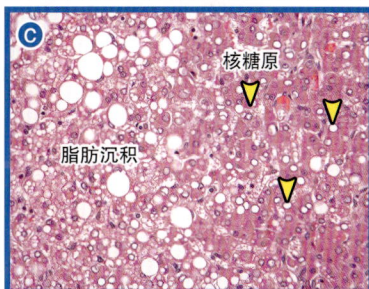

■ 病理诊断

病理诊断 肝细胞腺瘤，HNF1α 失活型（hepatocellular adenoma，HNF1α–inactivated type）。

鉴别诊断 肝细胞癌，局限性结节性增生（FNH），血管平滑肌脂肪瘤。

+α知识

- 最近，肝细胞腺瘤根据基因型、表现型进行亚分类，表现出各个亚型的临床病理学特征**❶**（表，WHO 分类 2010）。
- 与代谢综合征相关的男性病例增加，男性病例是女性病例癌变率的 10 倍而被重视。
- 与 FNH 等增生性病变的鉴别，glutamine synthetase（GS）、serum amyloid A（SAA）等免疫染色有用。**❷**

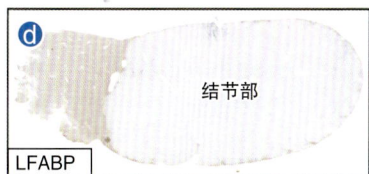

背景肝 # / 结节内（有脂肪沉积）*

胆管缺如的门脉区样结构

核糖原 / 脂肪沉积

结节部
LFABP

第 **5** 章 肝脏

表 肝细胞腺瘤的亚分类

	HNF1α 失活型	β–catenin 活化型	炎症性肝细胞腺瘤	不能分类型
基因型	HNF1α 基因变异	β–catenin 基因变异	gp130 基因变异 STAT3、GNAS基因变异	
表现型	LFABP 阴性	GS 阳性	SAA、CRP 阳性	
性别，年龄	几乎只在女性中发生	男性也有发生	男女都有发生	
危险因子，背景疾病	口服避孕药，糖原病	口服避孕药，糖原病	肥胖，酒精	
占肝细胞腺瘤的比例	35%~40%	10%~15%	45%~60%	10%
组织学的特征	· 缺乏细胞异型性 · 显著的脂肪沉积 · 多发（adenomatosis）	· 有细胞异型 · 假腺管结构 · 交界性病变 · 缺乏脂肪沉积	· 炎症细胞浸润 · 细胆管反应 · 异常血管，肝窦扩张	
出血、破裂的概率	有	有	有	有
癌变（肝细胞癌的发生）	几乎没有	比其他亚分类概率高	有	

重要提示 看到异型不明显的肝细胞性结节时，无论男女都要警惕肝细胞腺瘤免疫染色对组织学诊断有用。

12 带有高回声区表现为增大倾向的肝肿瘤

血管平滑肌脂肪瘤（AML）

病例 62 岁男性。3~4 年前超声检查发现肝 S6 有带高回声区的小结节。因有增大倾向，当地医生建议手术切除而来笔者所在医院。因本人也希望手术，遂行肝部分切除术。肝炎病毒标志物阴性。肝功能没有异常。

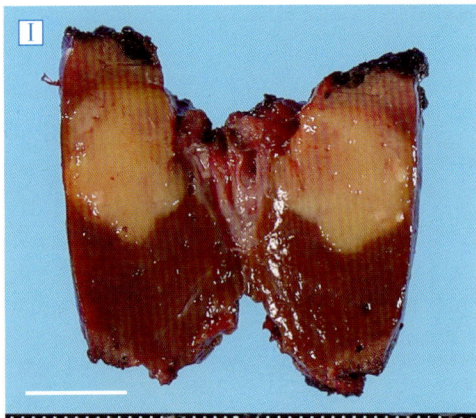

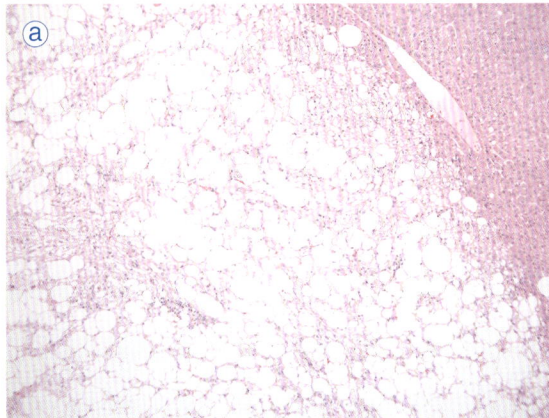

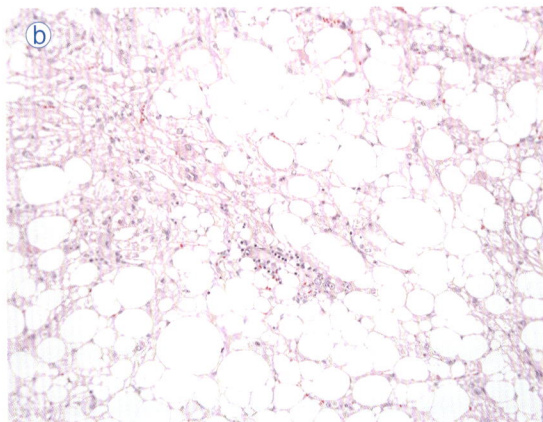

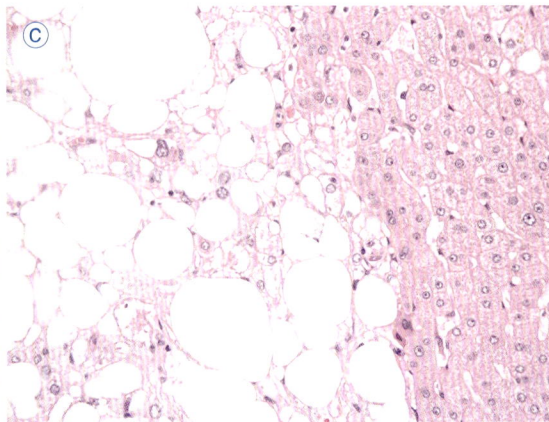

Ⅰ）切除标本（肉眼像）：可见 1.3cm 大，黄色调的结节性病变
a）HE 染色（低倍放大）　b）HE 染色（中倍放大）　c）HE 染色（高倍放大）

临床医生的疑问

❶ 在血管平滑肌脂肪瘤（AML）内血管、平滑肌、脂肪的成分全部都能看到吗？

❷ 看上去像肝细胞性肿瘤，怎样才能鉴别呢？

病理医生的态度

a 大量的脂肪沉积

■ 这样解读低倍 / 中倍放大像

· 在结节部可见一致的、大量的脂肪细胞（ⓐ○）。结节内没有明确的门脉区。

· 局部可见带有嗜酸性细胞质的细胞集团（ⓑ○）。根据病例不同，AML 内血管、平滑肌、脂肪成分的比例也不同。❶在提示病例中几乎都是脂肪成分。

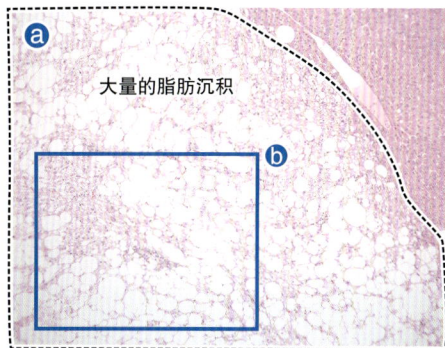

■ 这样解读高倍放大像

· 还有比肝细胞大数倍的脂肪滴，由于肝细胞的脂肪沉积体积变大。局部可见类似肝细胞的多边形细胞（ⓒ○）。呈条索状、胞巢状排列，缺乏间质结缔组织。异型不明显。

· 黑色素细胞系标志物的 HMB45 在部分肿瘤细胞内明显阳性（ⓓ）。Melan-A，肌源性标志物 α-smooth muscle actin（α-SMA）也呈阳性。

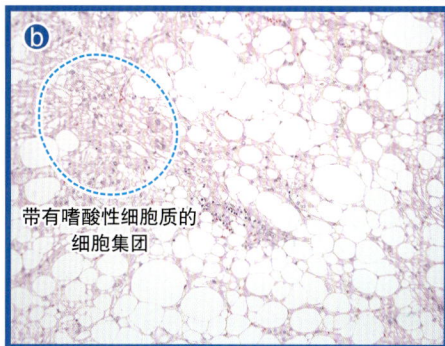

b 带有嗜酸性细胞质的细胞集团

■ 病理诊断

病理诊断 肝血管平滑肌脂肪瘤（hepatic angiomyolipoma）。

鉴别诊断 肝细胞癌，肝细胞腺瘤（HNF1α 失活型），肾细胞癌和脂肪肉瘤的转移。

+α知识

· 与肝 AML 有鉴别问题的是肝细胞癌。在带有嗜酸性细胞质的肿瘤细胞呈条索状排列，脂肪成分 / 脂肪沉积等几点上，两种疾病类似，需要鉴别。特别是以上皮样细胞为主体的 Monomorphic epithelioid AML 与肝细胞癌酷似，要加以注意。

· 在鉴别诊断上，HMB45、α-SMA 及肝细胞标志物 HepPar1 组合免疫染色有用。❷间叶系标志物 Vimentin 在肝 AML 的上皮样细胞是阴性的，要加以注意。

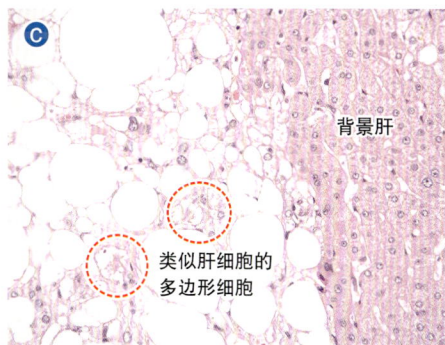

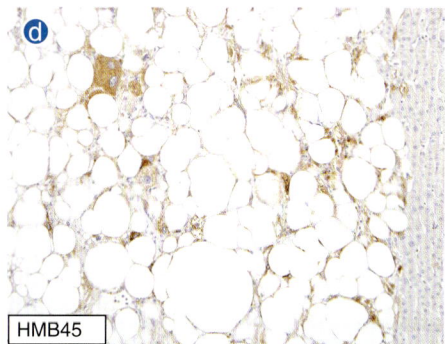

c 背景肝
类似肝细胞的多边形细胞

d HMB45

重要提示 带有高回声区域的肝肿瘤要考虑血管平滑肌脂肪瘤、肝细胞癌、肝细胞腺瘤、肾细胞癌等的肝转移。

13 大肠癌切除后发生的肝肿瘤

转移性肝肿瘤

病例 56 岁女性。直肠癌（2 型，3.5cm 大，tub2，pSS，ly2，v2，pN1，PM0，DM0，RM0）行低位前方切除术。大约 3 个月后，因发现 2 处肝转移，行化疗。之后没有新的转移灶出现，行肝部分切除术。

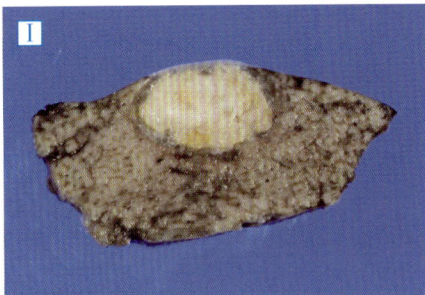

Ⅰ）**切除标本**（肉眼像）：肝内可见 1.5cm 大的白色调的肿瘤。背景肝基本正常
a）**HE 染色**（低倍放大）
b）**HE 染色**（高倍放大）

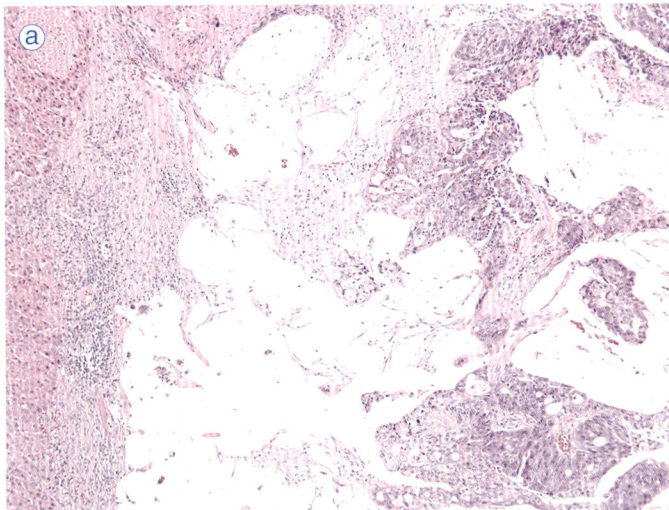

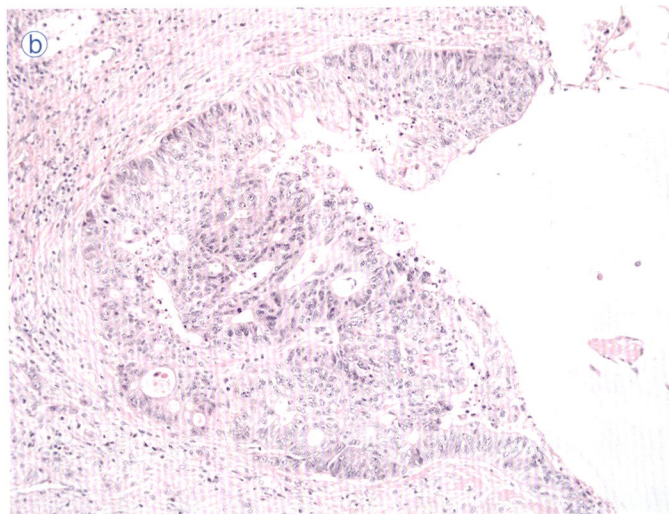

临床医生的疑问

❶ 同是腺癌，如何与肝内胆管癌鉴别？
❷ 转移性肝癌能从组织像判断原发脏器吗？

病理医生的态度

■ 这样解读低倍放大像

- 低倍放大下，在接近门脉区处可见较多的黏液及癌细胞巢。
- 癌形成管状结构、筛状结构，相当于腺癌。

■ 这样解读高倍放大像

- 腺癌细胞呈圆柱状，核形不规整，核密集，核重叠明显（**b** ◌）。细胞质色调暗淡，是与大肠癌一致的组织像。
- 免疫染色：腺癌细胞大肠型黏液 MUC2 阳性（**c**）。而肝内胆管癌一般 MUC2 阴性（肝门部胆管癌的局部呈阳性）。此外，展示病例的 CK7（−），CK20（+），与一般的肝内胆管癌［CK7（+），CK20（−）］不同。
- 直肠癌（原发部位）：形成筛状结构，是相当于 tub2 的腺癌，是和肝转移非常相似的组织像（**d**）。在原发灶黏液的产生基本不明显。

■ 病理诊断

病理诊断 腺癌（中~高分化型），直肠癌转移（adenocarcinoma，metastasis of rectal cancer）。

鉴别诊断 肝内胆管癌，其他脏器原发腺癌的转移。

+α知识

- 在肝脏常常可见消化道癌、肺癌、乳腺癌等的转移性肿瘤。大肠癌和肺癌呈血行性转移，多呈结节性的形态。而胃癌、胰腺癌、胆管癌多从肝门部浸润性进展。
- 结合临床信息、组织形态、胆管内病变、有无脉管侵袭像，参考细胞角质蛋白 CK7/CK20 模式，MUC 表达模式，TTF-1（肺原发标志物）等免疫染色鉴别原发性肝癌及转移性肝癌，推测原发脏器。❶❷
- 像本病例这样大肠癌的转移，因为细胞形态的特征比较容易诊断。也可以参考 CK7（−），CK20（+），MUC2（+）。❶
- 转移性大肠癌有时呈胆管内发育，这时有必要与胆管导管内乳头状肿瘤（IPNB）等肝原发肿瘤相鉴别。

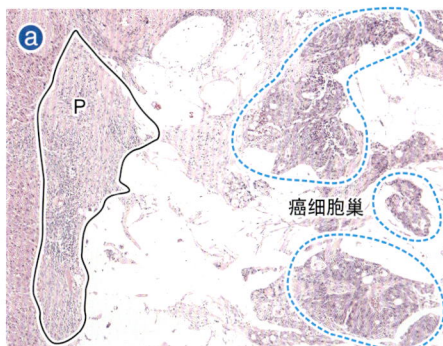

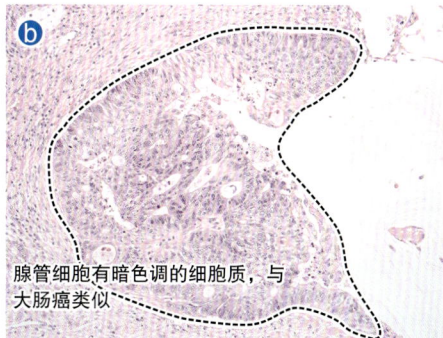

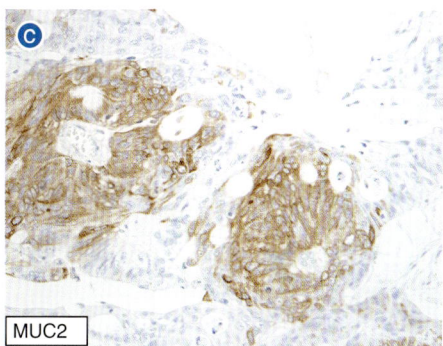

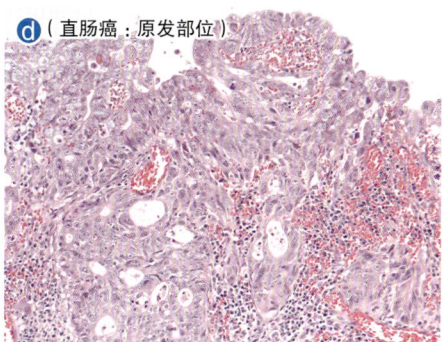

> **重要提示** 在诊断转移性肝癌时，重要的是临床信息及与原发巢的比较。也可以参考 CK7/CK20 及 MUC 的表达模式。

癌细胞巢

腺管细胞有暗色调的细胞质，与大肠癌类似

MUC2

（直肠癌：原发部位）

0　正常结构及病变的读片方法

■胆道（胆管，胆囊）的正常结构

- 胆道是肝细胞构建的、将胆汁注入十二指肠内的通路（图 A）
- 从左右肝管二级分支开始到它俩的汇合部为止称为肝门部胆管，其汇合部到胆囊间的汇合部叫肝总管，之下叫胆总管，但外科一般把左右肝管汇合部以下分为 3 部（上部，中部，下部胆管）（图 A）。这时，胰腺内胆管是下部胆管，从其上部到左右肝管汇合部 2 等分，分成上部和中部。这样，就把胆囊及胆囊管，以及到 Vater 乳头部都包含在胆道内。
- **胆管**在组织学上由**黏膜、肌纤维层、浆膜** 3 层构成，带有附属腺体（ⓐⓑ）。黏膜上皮是单层立方状上皮。
- **胆囊**壁由**黏膜、肌层**和**浆膜**组成，没有**黏膜肌层**。黏膜是皱襞状的，外观上呈天鹅绒状。壁内散见被称为 Rokitansky-Aschoff 窦（RAS）的黏膜层的凹陷，没有附属腺（ⓒ~ⓕ）。黏膜上皮是单层立方状~圆柱状上皮。慢性胆囊炎时，随着黏膜皱襞平坦化，肌层肥厚等 RAS 变得发达（ⓕ）。

■Vater 乳头部的正常结构

- Vater 乳头部是胆总管和主胰管穿过十二指肠壁向十二指肠内腔开口的部位，十二指肠乳头部周围被称为 Oddi 括约肌的调节胆汁和胰液分泌的肌肉组织围绕（ⓖ，图 B）。

■观察胆道活检标本时的技巧

- 胆道活检标本观察困难的原因有：标本比较小；胆管上皮从明显的再生性变化到被视为上皮内肿瘤性病变的异型上皮之间的变动很大；因为暴露在胆汁下，游离后的组织变性也很强。
- 观察胆道活检标本时的技巧是，在观察时时刻想着在胆道的整体像中发生了什么样的变化。

ⓐ 胆管（肝外胆管）

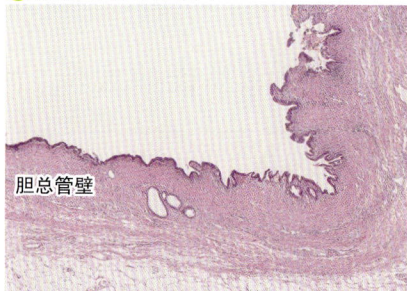

胆总管壁

ⓑ 胆管（肝外胆管）

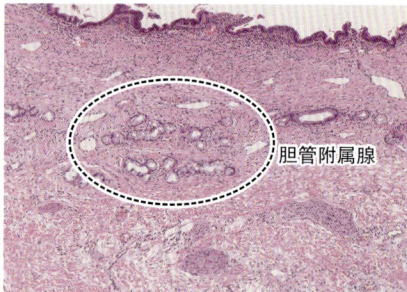

胆管附属腺

ⓒ 胆囊

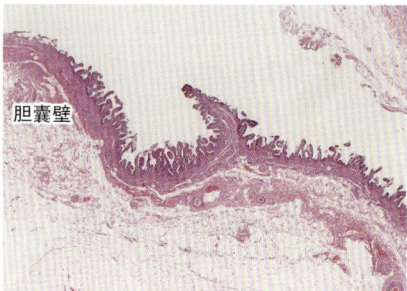

胆囊壁

ⓓ 胆囊

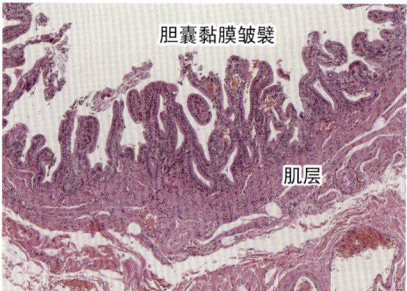

胆囊黏膜皱襞

肌层

■ 观察胆管、胆囊切除标本时的技巧

· 在固定前，沿着胆管系的长轴方向展开，观察黏膜面的变化，这样就能了解狭窄部等的样子。进剪刀时，从粗的胆管进入，一边确认胆管分支一边剪开。

· 胆囊切除的标本，展开内腔时要避开病变部位，然后小心地一边用探针寻找胆囊管一边展开。固定同消化管一样，黏膜面向上，用大头钉固定在板子上，用福尔马林浸泡。

· 胆道上皮由于狭窄、炎症等刺激呈明显增生，或有异型性的表现时，要加以注意。评价的要点是，由于被细胞增生所吸引，容易过度诊断，最终还是要注意核的所见。不用说 N/C 比上升，就是在平坦的上皮内，评价多形性的有无，排列紊乱的有无也是非常重要的。虽然再生性变化也有一定程度的核肿大出现，但很少有表现出多形性的。另外，对胞体有明亮黏液的也要加以注意。因为要考虑到有从胃型分化到肿瘤化的阶梯进展的情况。

■ 观察 Vater 乳头部病变时的技巧

· 病变部的所在非常重要。具体来说，从肌层的走行判定 Oddi 括约肌，是肿瘤时要把握其扩张性。由于乳头部是主胰管和胆总管汇合部，肉眼观察时要用探针确认其走行，有必要用图记录切开方式。

· 上皮性肿瘤的评价基本与大肠等相同，但是在乳头内多数可见的向胆管附属腺的上皮内进展有时乍一看像癌的浸润，要加以注意。

ⓔ 胆囊

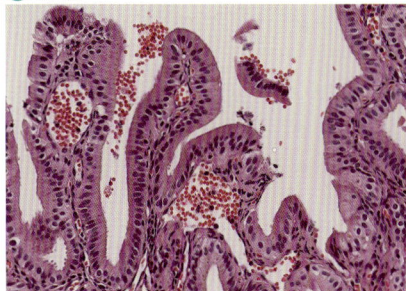

ⓕ 胆囊（慢性胆囊炎病例）

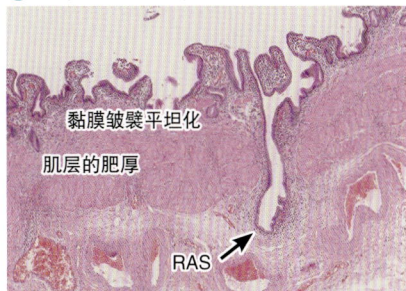

黏膜皱襞平坦化

肌层的肥厚

RAS

ⓖ Vater 乳头部

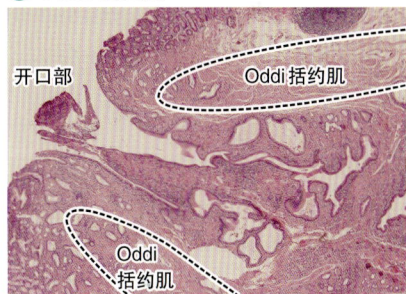

开口部

Oddi 括约肌

Oddi 括约肌

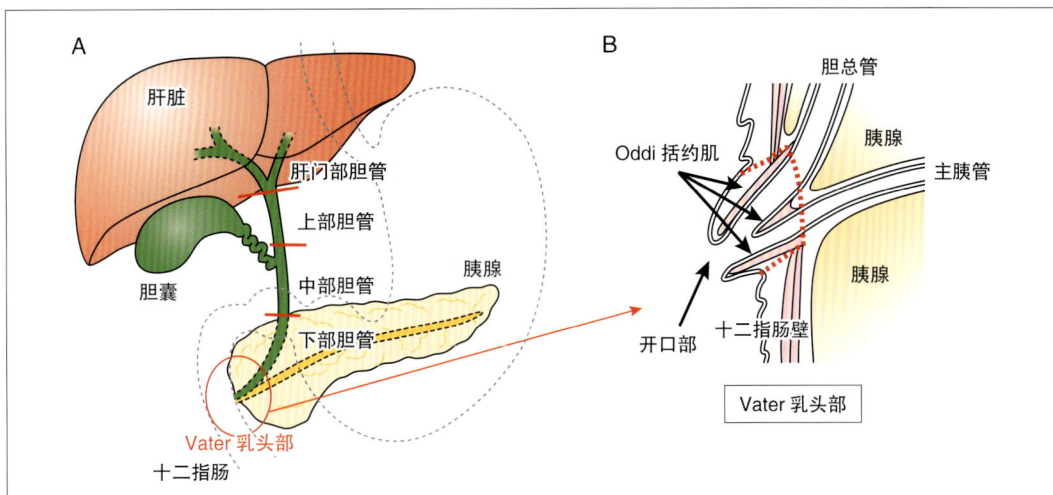

A

肝脏

肝门部胆管

上部胆管

胆囊

中部胆管

胰腺

下部胆管

Vater 乳头部

十二指肠

B

胆总管

胰腺

主胰管

Oddi 括约肌

胰腺

开口部

十二指肠壁

Vater 乳头部

图 胆道与 Vater 乳头部的结构

1 伴有不规则胆囊壁肥厚的胆囊病变

胆囊腺肌症

病例 57 岁男性。3 年前体检时发现胆囊壁肥厚，随诊。这次发现胃癌，在胃癌手术的同时摘除胆囊。

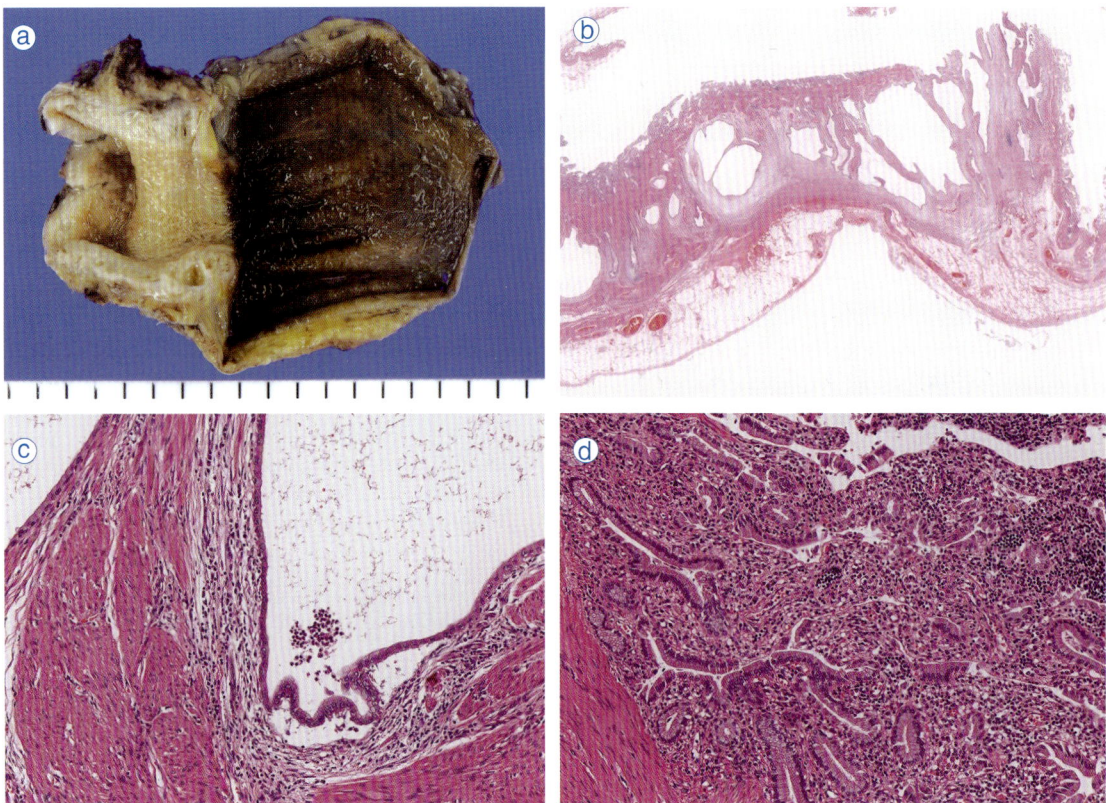

a）切除标本（肉眼像） b）HE 染色（切片整体像） c，d）HE 染色（中倍放大）

临床医生的疑问

❶ 请教一下对胆囊腺肌症的影像学诊断有帮助的病理学特征。
❷ 请教一下与慢性胆囊炎的区别。

■ 这样解读病理像

· 胆囊的正常黏膜面是绿色天鹅绒状的，可见纤细的皱襞，底部呈淡黄褐色，壁明显肥厚，体颈部呈褐色表面粗糙（ⓐ）。

· 在底部肥厚的壁内可见多个小囊胞（ⓐ▷），切片整体像下囊胞状病变更加显著（ⓑ■）。胆囊内腔面比较平滑，没有从黏膜面隆起的病变。❶

· 囊胞状病变是内腔有显著扩张的 Rokitansky–Aschoff 窦（RAS），其周围伴有平滑肌的增生（ⓒ◌）。❷

· 黏膜面整体呈糜烂状，可见以淋巴细胞、浆细胞为主体密集的炎症细胞浸润（ⓓ）。

· 在体颈部，可见轻度的壁肥厚及慢性炎症细胞浸润等慢性胆囊炎的所见。

· 所有部位的上皮成分内都没有伴有异型性的肿瘤性增殖。

■ 病理诊断

(病理诊断) 胆囊腺肌症（adenomyomatosis）（局限型）+ 慢性胆囊炎（chronic cholecystitis）。

(鉴别诊断)

· 慢性胆囊炎：多数是由于胆石的慢性刺激引起胆囊炎的反复发作，特征是黏膜萎缩，胆囊壁纤维化。黏膜皱襞平坦化，在肥厚的壁内，可见发展到肌层内及浆膜下的 RAS。虽然 RAS 的频度（5 个 /1cm 范围）及平滑肌增生的有无是鉴别要点❷，但也有不少交界性病变。

· 胆囊癌：通过有无异型上皮来鉴别。

(+α知识)

· 胆囊腺肌症占切除胆囊的 5%，多为 40~50 岁男性。

· 90% 以上的病例可见胆石症。

· 胆囊腺肌症的胆囊癌的发病率在 5% 左右，以胆囊腺肌症为背景的胆囊癌大约占胆囊癌全体的 1%。

> **重要提示** 胆囊腺肌症通过 RAS 的分布、数量、大小及平滑肌的增生来综合诊断。

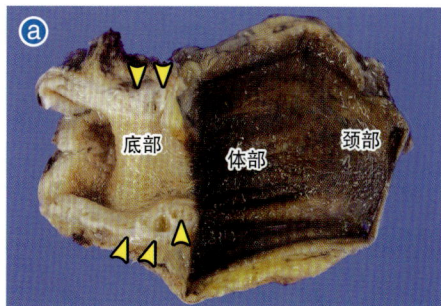

ⓐ 底部　体部　颈部

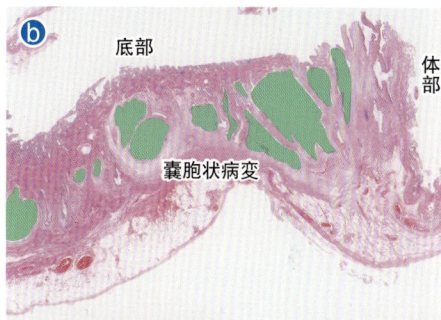

ⓑ 底部　体部　囊胞状病变

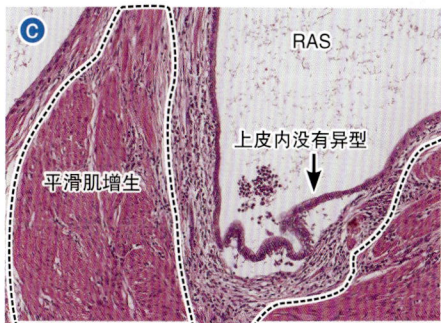

ⓒ RAS　上皮内没有异型　平滑肌增生

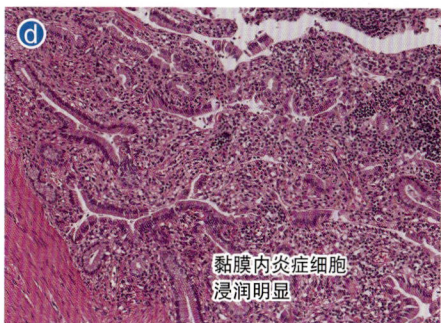

ⓓ 黏膜内炎症细胞浸润明显

2 切除的胆囊壁有局限性肥厚的病变

黄色肉芽肿性胆囊炎

病例 57 岁男性。2 天前因食欲不振在当地就诊入院。有发热，怀疑胆总管结石、胆囊炎，CT 示除了胆囊结石、胆总管结石以外，在胆囊的头侧可见低吸收区。因合并败血症性休克紧急转至笔者所在医院。留置 PTCD 管、ENBD 管，切除胆囊。

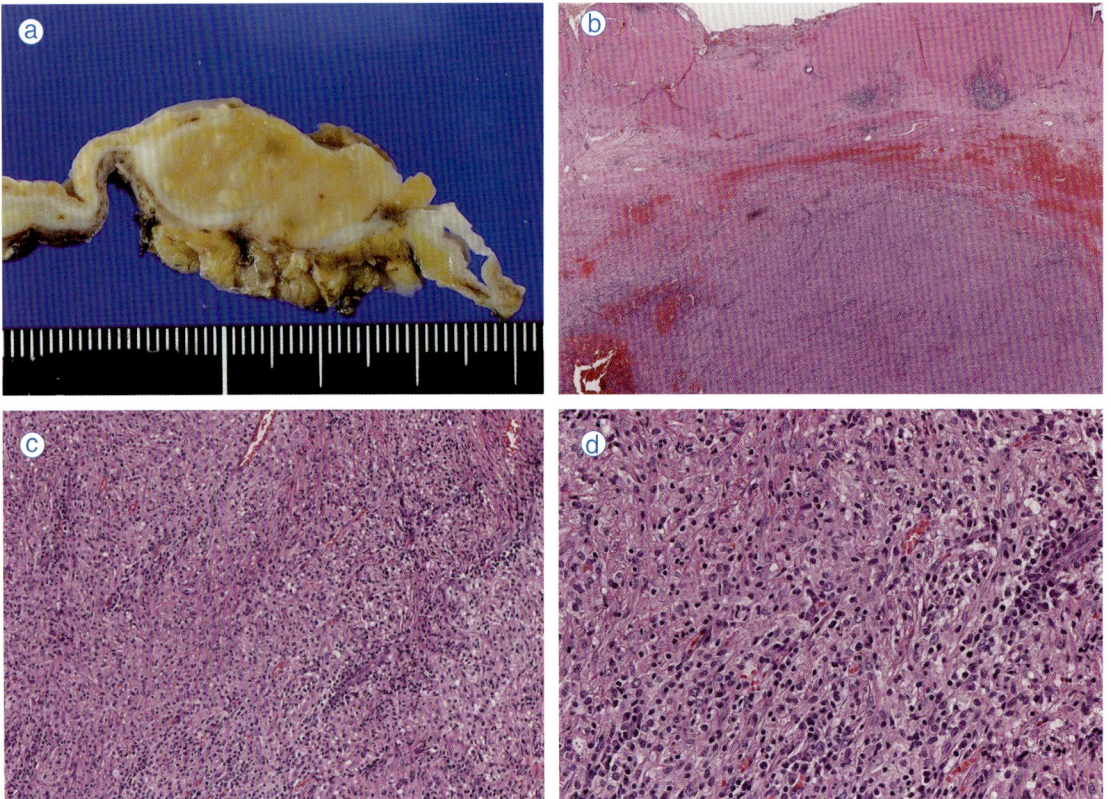

a）切除标本（肉眼像）　b）HE 染色（切片整体像）　c）HE 染色（中倍放大）　d）HE 染色（高倍放大）

临床医生的疑问

❶ 请教一下与通常胆囊炎的不同。

❷ 可以否定肿瘤性病变的可能性吗？

病理医生的态度

■ 这样解读病理像

· 有显著的胆囊壁肥厚。其肥厚不是弥漫性的，而是呈黄白色结节状（ⓐ）。

· 从肌层（ⓑ○）也有肥厚来看，提示是慢性的胆囊内腔压力上升。

· 没有黏膜等表层性的病变，主体是浆膜下形成的病变❶（ⓐⓑ）。

· 放大结节状的部位后，没有脓肿（坏死物及中性粒细胞的集簇）及类似淋巴滤泡等的高密度细胞巢团，而是带有淡嗜酸性胞体的细胞呈铺路石样集簇分布。从这个形态上看是组织细胞的集聚（ⓒⓓ）。

· 混在轻度～中度淋巴细胞浸润（ⓓ）。

· 是吞噬脂质等的组织细胞（foamy histiocyte/xanthoma cell）的结节状集簇灶（肉芽肿性病变）❶，这样的组织像表现为黄色肉芽肿性（xanthogranulomatous）。

■ 病理诊断

病理诊断 黄色肉芽肿性胆囊炎（xanthogranulomatous cholecystitis）。

鉴别诊断

· 胆囊癌：影像学上，由于有不规整的壁肥厚所见，常常出现鉴别的问题，但在病理学上它们的差异一目了然❷。

· 印戒细胞癌：泡沫组织细胞有时会和印戒细胞癌细胞相混，观察时要注意核的所见。组织细胞有多核化的情况，但每个核都没有核质增量、核形不规整等表现❷，而与此相对，印戒细胞癌的细胞核尽管被充满胞体内的黏液压迫到边缘，也多少伴有核异型性。

+α知识 病变形成的原因是于结石嵌顿等造成胆囊内压力上升，穿破一部分 Rokitansky-Aschoff 窦，含有胆固醇的胆汁漏到胆囊壁内，吞噬胆固醇的组织细胞在局部形成结节状集簇。

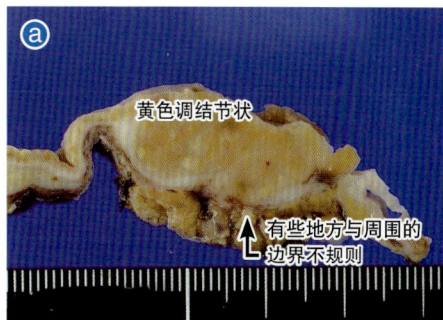

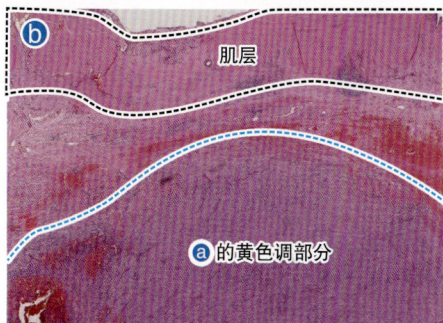

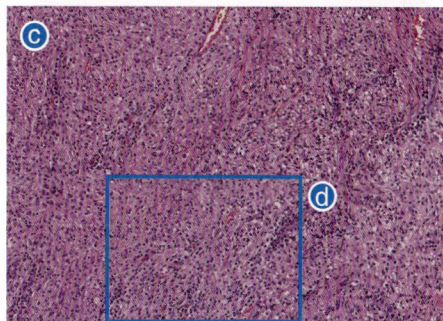

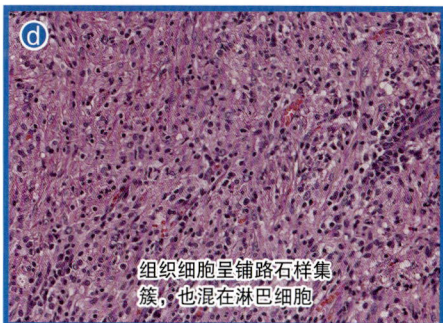

ⓐ 黄色调结节状

有些地方与周围的边界不规则

ⓑ 肌层

ⓐ的黄色调部分

ⓒ

ⓓ

ⓓ 组织细胞呈铺路石样集簇，也混在淋巴细胞

重要提示 诊断黄色肉芽肿性胆囊炎的要点是能否确认弥漫性/结节性集簇的细胞是组织细胞。

3 表现为黏膜粗糙和壁肥厚的胆囊病变

胆囊癌

病例 56 岁女性。10 年前体检时发现胆囊壁肥厚，之后每年接受体检，尽管每次都提示胆囊壁肥厚，但都没有接受进一步详细检查。10 年后的体检发现胆囊壁的肥厚加重，为进一步检查来我院就诊。因怀疑胆囊癌，进行外科切除。

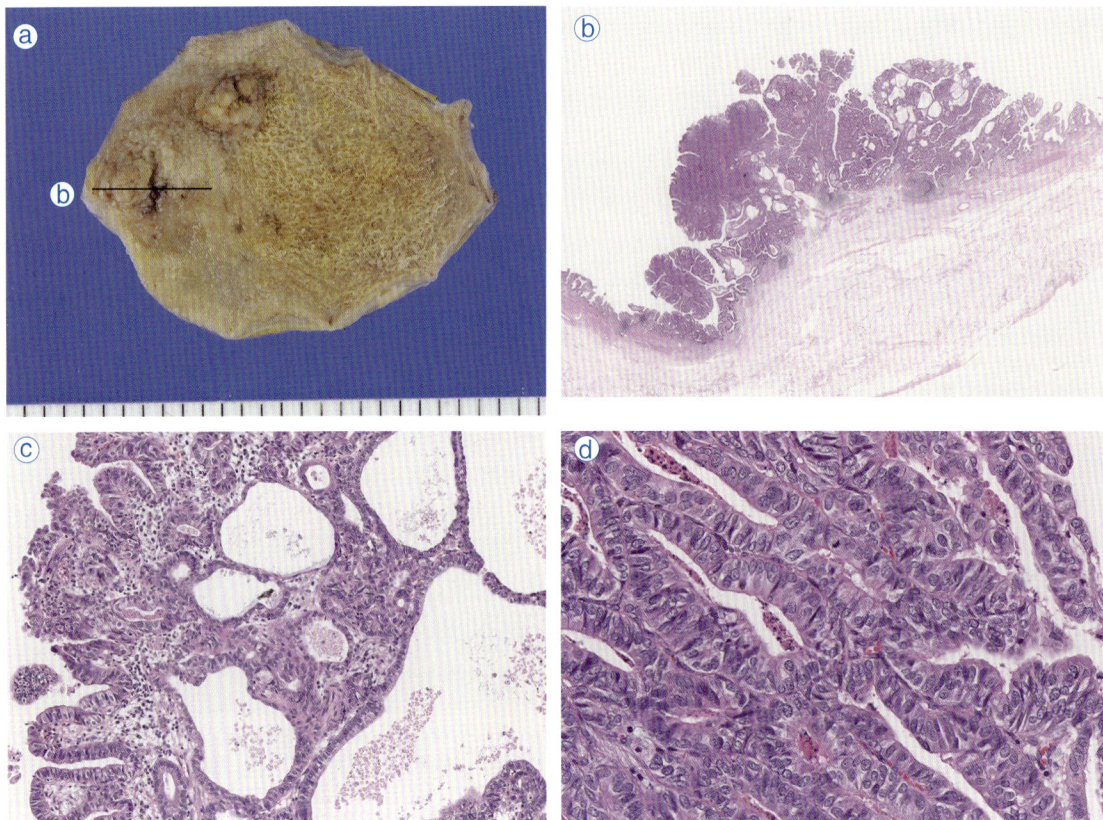

a）切除标本（肉眼像）　b）HE 染色（切片整体像）　c）HE 染色（中倍放大）　d）HE 染色（高倍放大）

临床医生的疑问

❶ 感觉胆囊癌的浸润深度的判定比较困难，请教一下要点。

病理医生的态度

■ 这样解读病理像

- 胆囊颈部~体部的黏膜面呈天鹅绒状，但在底部表现为广泛的乳白色粗糙黏膜面（ⓐ○）。在粗糙的黏膜当中可见2个形状不规则的隆起性病变（ⓐ○）。
- 靠近底部的隆起部是大小腺管及融合腺管区域（ⓒ），是由密集的异型腺管增生区域组成的，细胞异型性都很强，是高分化管状腺癌的病理像。
- 如替换既存上皮似的上述腺癌也扩散到周围所见的粗糙黏膜面内（ⓑ▷）。
- 局部有固有肌层（ⓑ■）断裂，判定为浆膜下层浸润（ⓑ→）。

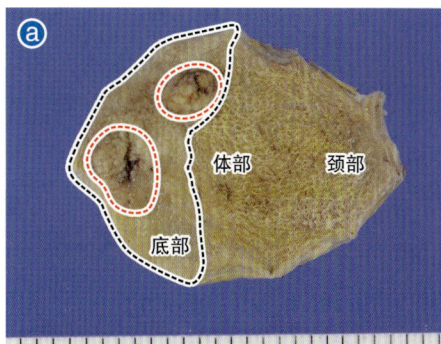

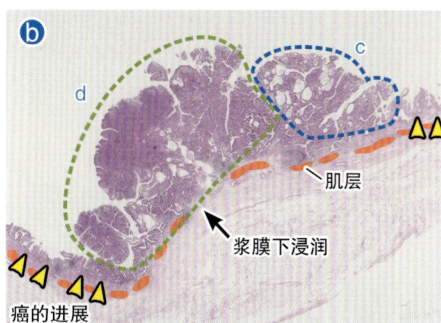

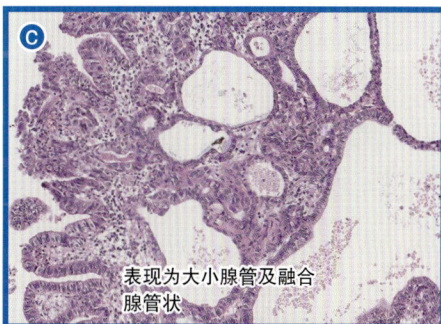

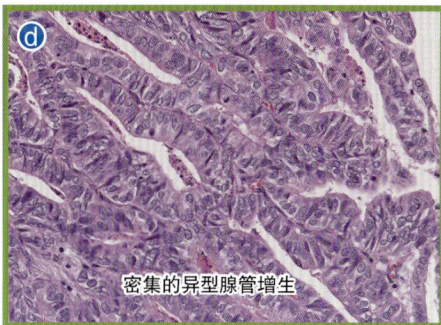

■ 病理诊断

病理诊断 管状腺癌（tubular adenocarcinoma）。

鉴别诊断

- 胆囊腺瘤：通过上皮的异型性的程度鉴别。
- 胆囊内乳头状肿瘤（intracystic papillary neoplasm，ICPN）：可以说是胆管导管内乳头状肿瘤（IPNB）的胆囊病变（WHO分类2010）。通过评价乳头结构、黏液产生、异型性等进行诊断，但也有交界性病变。

+α知识

- 胆囊偶发癌：在因胆石症等良性胆囊疾病切除的胆囊内，由于病理学的检查首次发现的癌，~1%的发现概率。多数是平坦的病变。
- 关于浸润深度的评价❶：由于与消化管在壁的结构上不同，所以在评价浸润深度时要加以注意。
  ①胆囊缺乏黏膜肌层，肿瘤浸润超过肌层就判定浆膜下浸润（SS）。
  ② Rokitansky-Aschoff窦内进展即使达到肌层以深也按上皮内癌同样处理。
  ③肝脏附着面缺乏浆膜。注意不要把Luschka管误认为是癌浸润。

重要提示 一边比较与消化管在结构上的差异及病理组织学的特征一边理解胆囊癌。

ⓐ 体部　颈部　底部

ⓑ d　c　肌层　浆膜下浸润　癌的进展

ⓒ 表现为大小腺管及融合腺管状

ⓓ 密集的异型腺管增生

第6章 胆道与Vater乳头部

4 体检时发现直径 2.5cm 大的胆囊亚蒂性隆起性病变

胆囊神经内分泌肿瘤（胆囊 NET）

病例 46 岁男性。体检腹部超声提示 2.5cm 大的胆囊隆起性病变，为进一步检查来我院就诊。CT 示在胆囊颈部可见低强化造影的肿瘤，EUS 提示为亚蒂性。肿瘤的表面呈微细颗粒样，尽管缺乏怀疑癌的所见，因为体积较大，还是进行了腹腔镜下胆囊切除术。

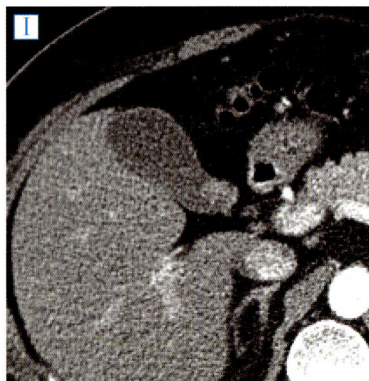

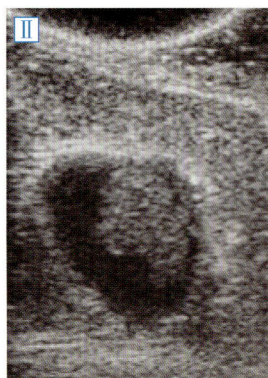

Ⅰ）CT
Ⅱ）US
a）HE 染色（切片整体像）
b）HE 染色（中倍放大）

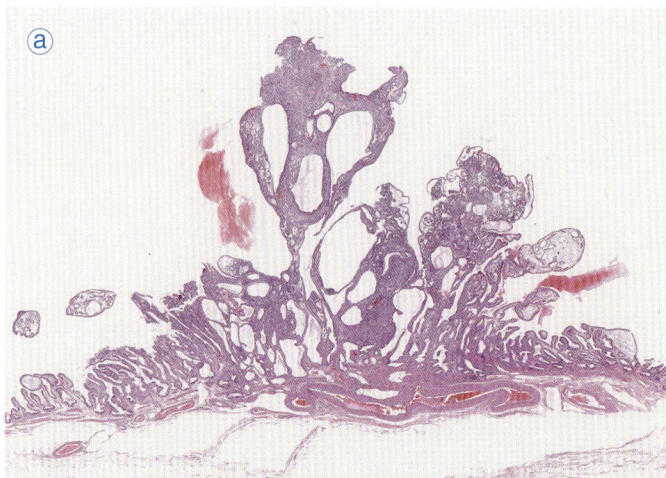

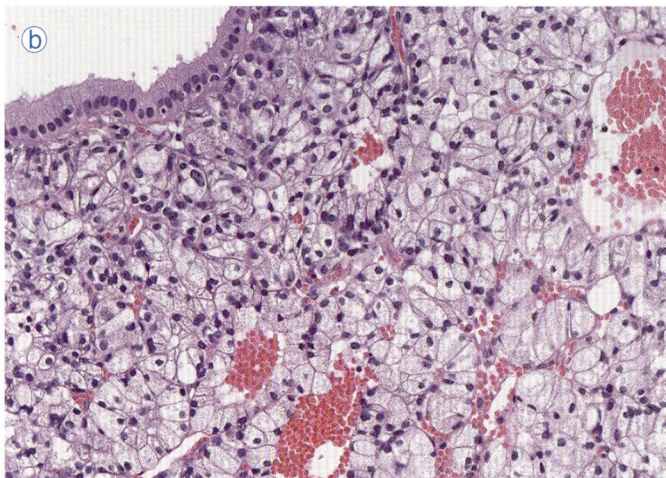

临床医生的疑问

❶ 神经内分泌肿瘤（NET）的主要发生位置是什么地方？

❷ 请教一下怀疑 NET 的组织像。

病理医生的态度

■ 这样解读病理像

- 整体上是广基性~亚蒂性的息肉病变，与通常的管状或乳头状的上皮性肿瘤不同，<u>表面覆盖一层胆囊上皮，间质的扩大是病变的主要位置</u>❶（ⓐⓑ）。

- 其间质表现为略带有明亮胞体或毛玻璃样的细胞**充实性增殖，部分呈腺样（玫瑰花结）或条索状结构**❷（ⓐⓑ）。

- 增殖细胞的 N/C 比较低，<u>轻度的核浓染</u>［典型的被称为"salt and pepper"（椒盐状细胞核）❷不光滑的核质所见］或大小不同（ⓑ）。

- **免疫组织化学：突触素（+），嗜铬素 A（+，ⓒ）。**

■ 病理诊断

病理诊断 神经内分泌肿瘤［neuroendocrine tumor（NET）G1］。

鉴别诊断 胆固醇性息肉（ⓓ）：既存的胆囊上皮保持完好，胞体明亮的细胞在胆囊上皮下间质内看上去满满的，虽然与胆固醇性息肉要鉴别，但在形态上很容易鉴别。

+α知识

- 胆囊原发的 NET 比较少见。而**神经内分泌癌（NEC）要比 NET 多**，来源也不相同（NEC 多与腺癌组织同时存在）。

- 以前叫类癌，现在胆道、胆囊的神经内分泌肿瘤也按其他消化器官一样的诊断标准进行分级（参照第 4 章 –18）。

- 胆囊 NET 的来源考虑为胆囊被覆上皮下既存的神经内分泌细胞，因此<u>肿瘤主要位置是在上皮下</u>。❶这一点也和多与腺癌细胞并存的 NEC 不同。

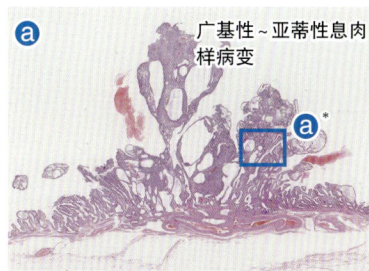

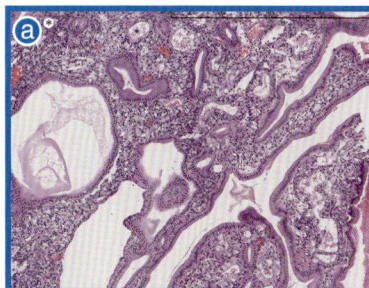

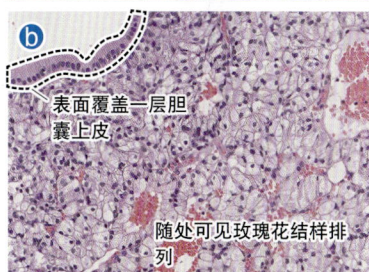

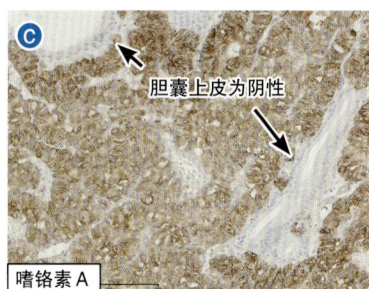

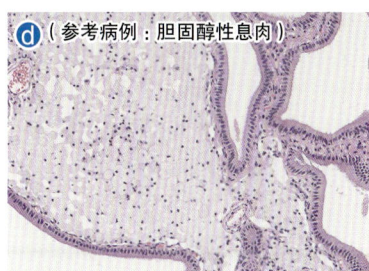

ⓐ 广基性~亚蒂性息肉样病变
ⓐ*

ⓐ*

ⓑ 表面覆盖一层胆囊上皮
随处可见玫瑰花结样排列

ⓒ 胆囊上皮为阴性
嗜铬素 A

ⓓ（参考病例：胆固醇性息肉）

重要提示 看到椒盐状核和毛玻璃样胞质、类器官排列时，可以通过神经内分泌标志物确认。

难易度 ★ ★ ☆

5 肝门部生成的局限性狭窄性病变

IG4 相关硬化性胆管炎

病例 70 岁男性。数日前以皮肤黄染、褐色尿为主诉来我院。通过血液检查、腹部超声检查诊断为梗阻性黄疸，为进一步检查入院。通过 CT、MRCP、ERCP 确认是肝门部的胆管狭窄。尽管胆管活检没有得到恶性组织学的证据，怀疑是肝门部胆管癌，行胆管切除。

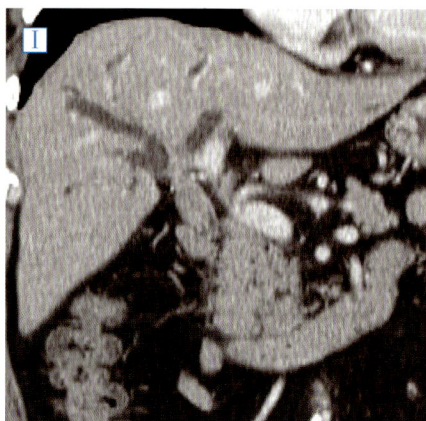

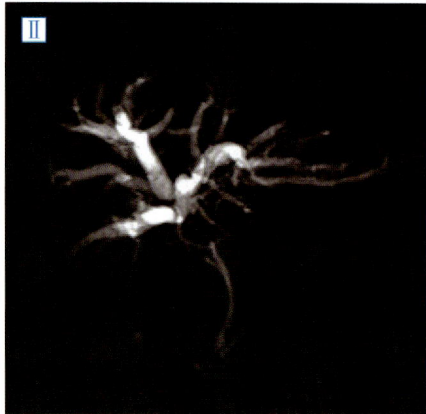

Ⅰ）CT
Ⅱ）MRCP
a）HE 染色（切片整体像）
b）HE 染色（中倍放大）

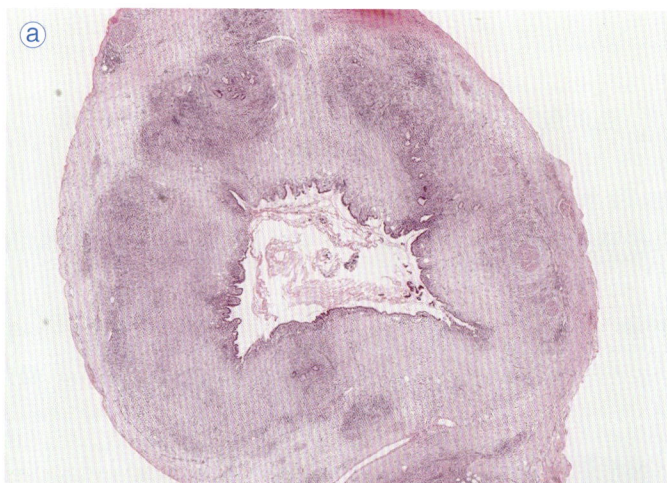

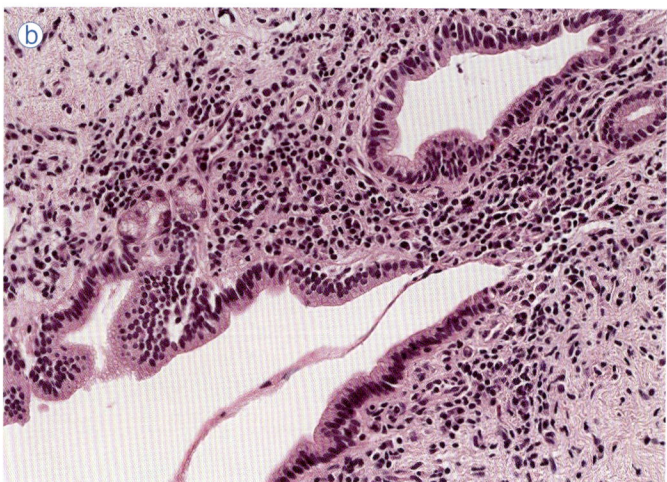

临床医生的疑问

❶ 请教一下与原发性硬化性胆管炎（PSC）病理学上的差异。

❷ 胆管活检的哪些所见提示应该进行 IgG4 染色？

病理医生的态度

■ 这样解读病理像

- 胆管壁弥漫性显著增厚，有淡淡明亮部分和斑状浓染部分（ⓐ）。
- 看上去明亮的部位是纤维化主体部位，浓染部位是炎症细胞浸润明显部位，浸润的细胞以浆细胞及淋巴细胞为主体（ⓑ）。
- 胆管黏膜上皮保存完好，也没有表现出异型性（ⓑ）。
- 壁的一部分用弹性纤维染色观察时，可见闭塞的静脉，在这一部分内也可见炎症细胞浸润和纤维增生（ⓒ）。这种表现叫闭塞性静脉炎像。
- 在浸润细胞内，可见较多 IgG4 阳性浆细胞混在（ⓓ）。
- 其他还可见淋巴滤泡形成、神经周围的淋巴细胞集簇、纺锤形纤维细胞交杂。

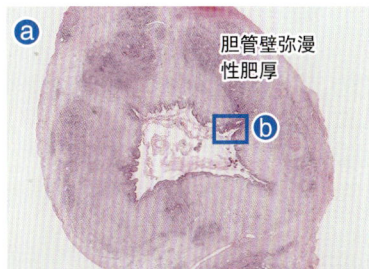

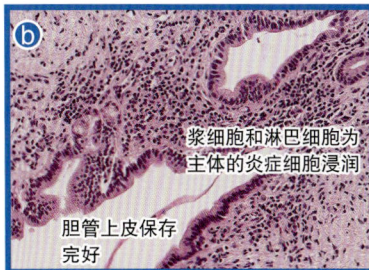

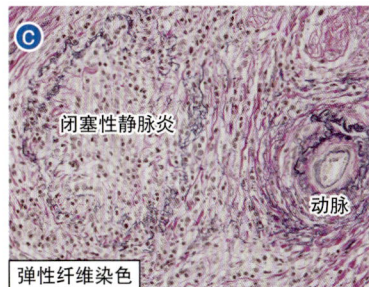

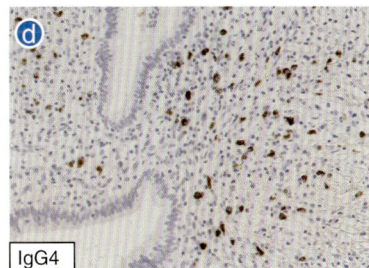

■ 病理诊断

病理诊断 IgG4 相关性硬化性胆管炎（IgG4-related sclerosing cholangitis）。

鉴别诊断

- 原发性硬化性胆管炎（PSC）：应当综合影像学所见进行诊断，在病理学上的鉴别点有，①PSC 是弥漫性病变，IgG4 相关性胆管炎是比较局限性的，②在 PSC 内 IgG4 阳性细胞比较少，③IgG4 相关性胆管炎不侵犯胆管上皮，而 PSC 弥漫性变化明显，有时在胆管上皮内伴有异型性。❶
- 胆管癌：术中快速标本时，注意不要漏掉在间质纤维组织内散在浸润的胆管癌。

+α知识

- 都知道自身免疫性胰腺炎高概率合并胆管炎，在胆管也看到和胰腺同样的组织所见，这些现在作为 IgG4 相关性疾病，认为是由共同的机制发生的。
- IgG4 相关性疾病不只限于胆胰，在全身都可以有同样的病态表现。
- 胆管活检是为了除外癌的诊断，看到浆细胞浸润明显的炎症性病变时，通过免疫化学染出 IgG4。如果 IgG4 阳性浆细胞多数可见时，希望测定血清 IgG4。❷但是，由于 IgG4 阳性浆细胞有时在癌的周围也能看到，胆管癌的否定有必要综合影像学所见。

重要提示 肥厚的胆管壁如果否定癌，要根据炎症细胞的种类、有无上皮的破坏、有无闭塞性静脉炎来鉴别胆管炎的种类。

ⓐ 胆管壁弥漫性肥厚

ⓑ 浆细胞和淋巴细胞为主体的炎症细胞浸润
胆管上皮保存完好

ⓒ 闭塞性静脉炎　动脉　弹性纤维染色

ⓓ IgG4

6 因胰腺癌切除胰十二指肠，在胆管内看到异型上皮

胆管上皮内瘤变（BilIN）

病例 65 岁男性。以全身倦怠感、体重减少、黄疸发病的胰头部癌病例行胰十二指肠切除术。在胰头部有 2cm 大的浸润性胰管癌，此外，在从下部胆管到一部分胆囊管的胆管内可见上皮内瘤变。

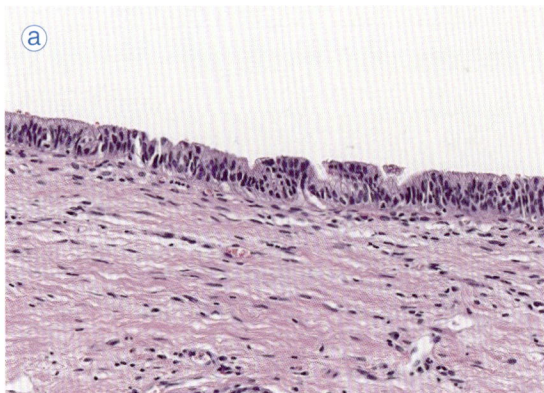

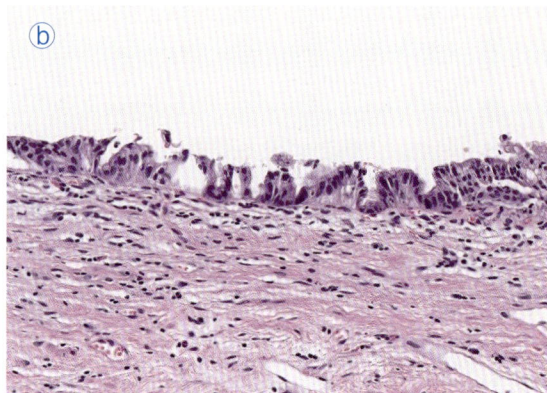

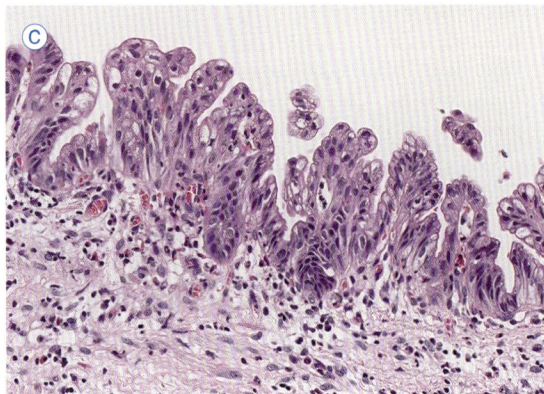

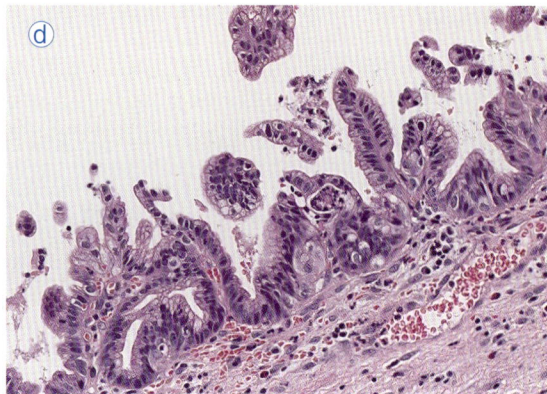

a～d）HE 染色（高倍放大）

临床医生的疑问

❶ 胆管的上皮内瘤变和胰管的上皮内瘤变有不同吗？

❷ 请教一下胆管上皮内瘤变的分级。

病理医生的态度

■ 这样解读病理像

- 平坦的异型上皮（**ⓐ**）。和正常的胆管上皮相比，核的密度上升，排列略不规则，核轻度椭圆形、浓染状。
- 稍有凹凸不整的几乎平坦的异型上皮（**ⓑ**）。细胞形态和**ⓐ**一样，但细胞排列（核的位置）的不规则略有醒目。
- 低乳头状、假乳头状异型上皮（**ⓒ**）。多数伴有血管性间质增生，但有时仅在一部分上皮内可窥见增殖（**ⓒ➡**）。可见轻度的核增大及多形性，核排列的紊乱相对增加（**ⓐⓑ**）。
- 不规整的乳头状、假乳头状异型上皮（**ⓓ**）。细胞形态和**ⓒ**类似，但乳头状结构的不规整更加明显。也有N/C比增加的成分和极性紊乱增强的成分。

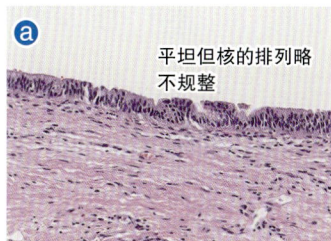

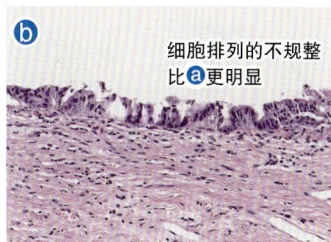

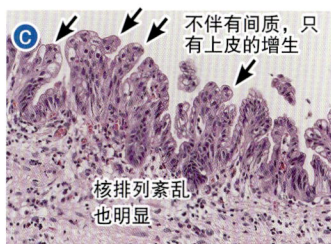

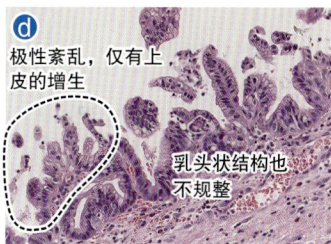

■ 病理诊断

病理诊断 a）低异型性胆管上皮内瘤变（biliary intraepithelial neoplasia：BilIN1），b）BilIN1，c）BilIN2~3，d）BilIN2~3。

鉴别诊断 反应性（再生性）上皮：鉴别时有时非常困难，认为在BilIN-1中也包含再生性变化的一部分。这种情况下和胰管的PanIN（参照第7章-1）一样，但胆管多伴有再生性变化，而且多数情况下黏液细胞性变化也很少，在诊断时比较困难。**❶**

+α知识

- 目前认为平坦病变的BilIN和乳头状病变的胆管导管内乳头状肿瘤（IPNB）是胆管癌的前期病变。
- BilIN多见于肝外胆管、肝门部多发等粗大的胆管上皮内，**❶** 但在肝内胆管及胆管周围的附属腺内也可以看到。而PanIN多在末梢胰管。
- BilIN根据组织像分为BilIN1~3三级（表）[1]。**❷**

<参考文献>
[1] Zen Y, et al：Mod Pathol, 20：701-709, 2007（国際コンセンサス研究と診断基準の提示）.

ⓐ 平坦但核的排列略不规整
ⓑ 细胞排列的不规整比ⓐ更明显
ⓒ 不伴有间质，只有上皮的增生／核排列紊乱也明显
ⓓ 极性紊乱，仅有上皮的增生／乳头状结构也不规整

表 BilIN的级别分类（概略）

增生性/再生性变化	基本平坦。细胞密度轻度上升。细胞核轻度肿大，但呈类圆形，核缘平滑，核质均一。应该能看到核分裂象
BilIN1（低级别）	平坦或低乳头状。核排列规整，但有时可见轻度假复层化（停留在基底膜侧2/3）。核缘轻度不规整，有N/C比的上升、核的长椭圆形化等轻度的核异型性
BilIN2（中级别）	平坦或假乳头、低乳头状。有极性紊乱，但比较局限。有核的假复层化（到达表面）。有核的肿大、核染色质增多、核缘不规整。应该有附属腺内的进展。核分裂象少见
BilIN3（高级别）	基本是假乳头状、低乳头状。细胞异型性和癌细胞类似。极性紊乱为弥漫性。在表面可见上皮剥脱或筛状结构。核缘不规整显著，核染色质增多/不均一，也有核分裂象。有时也有附属腺内进展

重要提示 BilIN是胆管的异型上皮，通过核异型性、多形性及极性的评价来进行异型度的诊断。

7 在胆管内有大量黏液排泄的扩张胆管内的乳头状病变

胆管导管内乳头状肿瘤（IPNB）

病例 68 岁女性。因心窝部疼痛来诊。腹部 CT 可见多发肝囊肿，因 S8 的囊肿周围的肝内胆管扩张，为进一步检查入院。通过 CT、MRCP 确认囊肿与扩张的胆管相连，囊肿壁内可见乳头状隆起。此外，在胆管内可见大量的黏液排泄。行肝右叶切除。

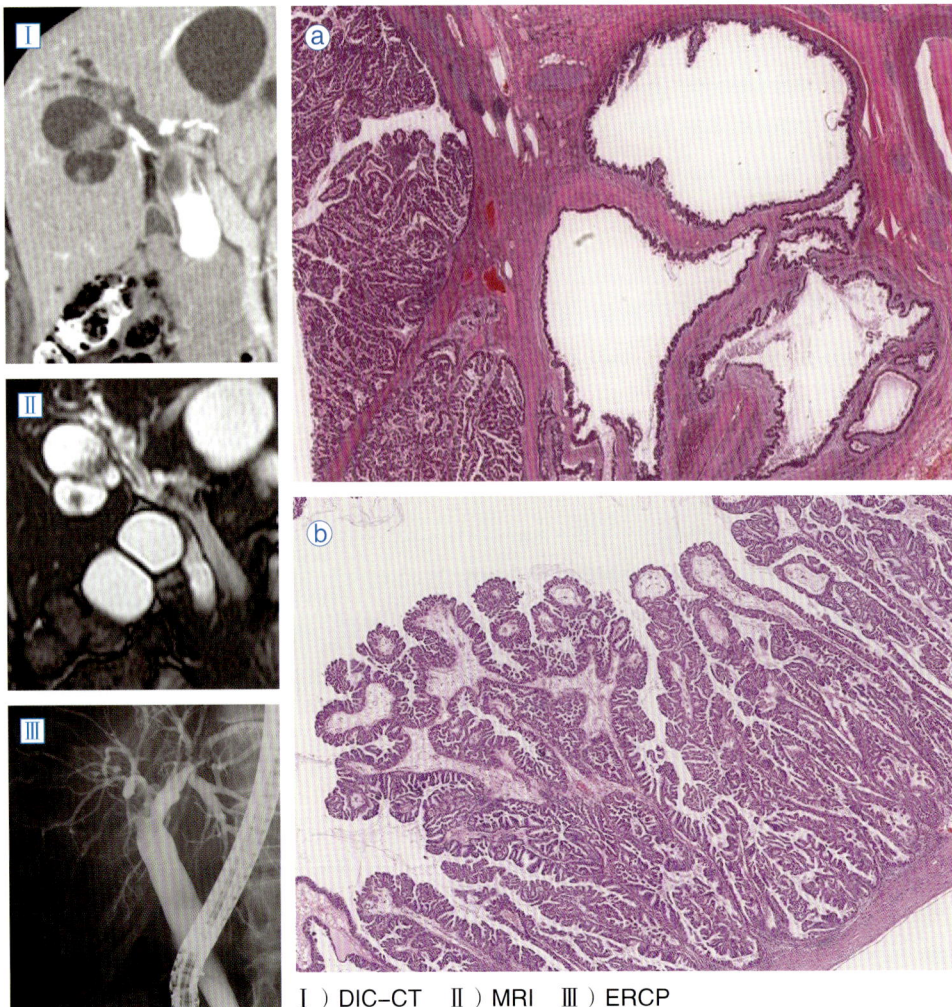

Ⅰ）DIC–CT　Ⅱ）MRI　Ⅲ）ERCP
a）HE 染色（切片整体像）　b）HE 染色（低倍放大）

临床医生的疑问

❶ 请教一下与通常胆管癌的异同。
❷ 请教一下与胰腺导管内乳头状黏液性肿瘤（IPMN）不同的特征。

病理医生的态度

■ 这样解读病理像

- 在充满黏液的囊肿内可见乳头状发育的肿瘤（ 大体标本 ➡ ）。
- 在肿瘤的周围也有充满黏液的内腔扩张的小囊肿（ 大体标本 ⇨ ）。
- 在组织学上，在小囊肿的内腔面也可见异型上皮，考虑为扩张的胆管（ ⓐ* ）。
- 肿瘤的组织形态呈复杂的乳头状、树枝状（ ⓑ ）。
- 单个肿瘤细胞的异型度主体上是中等异型，局部混在异型较重的区域（ ⓒ ）。
- 没有看到向周围间质的浸润。
- 在上皮下间质内，没有看到黏液性囊肿所见卵巢样的间质。

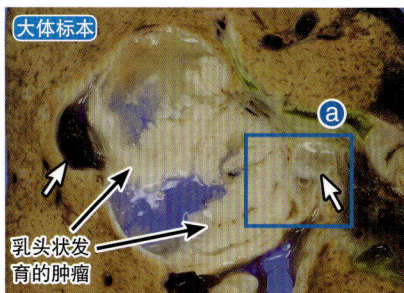

大体标本

乳头状发育的肿瘤

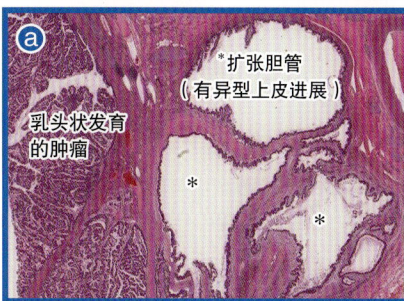

ⓐ

乳头状发育的肿瘤

*扩张胆管（有异型上皮进展）

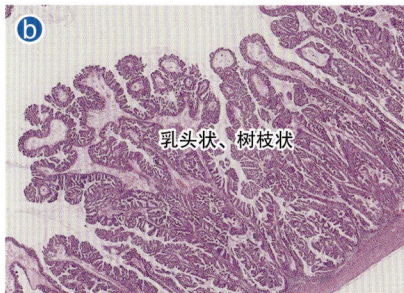

ⓑ

乳头状、树枝状

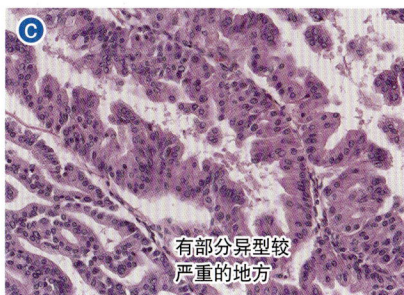

ⓒ

有部分异型较严重的地方

■ 病理诊断

病理诊断 胆管导管内乳头状肿瘤伴高级别异型增生［intraductal papillary neoplasm of the bile duct（IPNB）with high grade dysplasia］。

鉴别诊断

- **黏液性囊性肿瘤（MCN）：** 在日本，肝脏的 MCN 非常罕见。病理学特征和胰腺 MCN 类似。
- **胆管癌：** 与管内发育型的肝内胆管癌的鉴别在概念上多少有些混乱，像展示病例这样有明显黏液产生、胆管呈囊肿样扩张的，分类到 IPNB。❶

+α知识

表　胆管导管内乳头状肿瘤（IPNB）与胰腺导管内乳头状黏液性肿瘤（IPMN）的比较❷

类似点	· 在管腔内乳头状发育 · 黏液产生非常明显 · 有时以囊肿状病变被发现 · 在同一病变内有时混在异型度不同的成分 · 有类似的肿瘤组织亚型（胃型，肠型，肿瘤细胞型，胆胰型） · 比通常的胆管癌、胰管癌预后好 · 浸润癌像是管状腺癌和黏液癌都有 · 浸润组织是管状腺癌时，比黏液癌预后不好	
不同点	IPNB	IPMN
	· 多是高异型度病变 · 虽然多为胆胰型，但也多混有各种各样的组织型 · 有明显黏液产生的占30%左右	· 异型度多种多样 · 多为胃型、肠型 · 几乎都是黏液产生性

重要提示　IPNB 是在胆管导管内乳头状发育的肿瘤。参考与 IPMN 特征的异同比较容易理解。

8 行内镜下乳头切除术的乳头部肿瘤

Vater 乳头部腺瘤

病例 81 岁男性。因腹痛、黄疸在当地入院。诊断为因胆总管结石引起的梗阻性黄疸，筛查时行上消化道内镜检查发现十二指肠乳头肿大，活检诊断为十二指肠乳头腺瘤，为进一步治疗来我院。由于没有向胆管、胰管浸润的倾向，行内镜下乳头切除术及内镜下取石术。

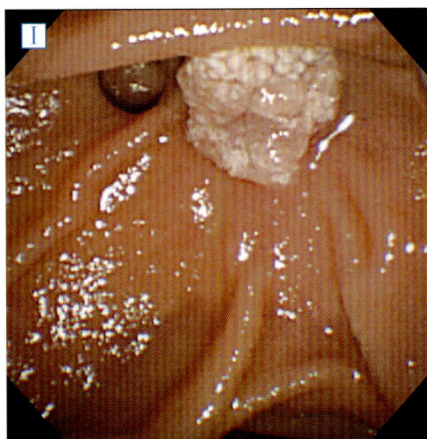

Ⅰ）内镜图像
a）HE 染色（低倍放大）
b）HE 染色（高倍放大）

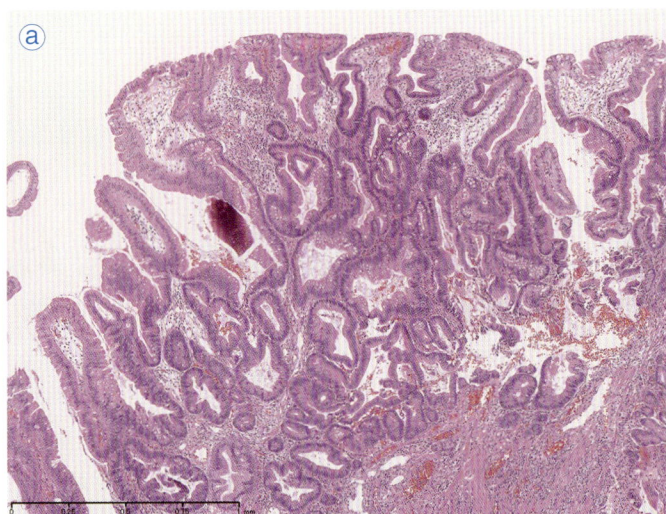

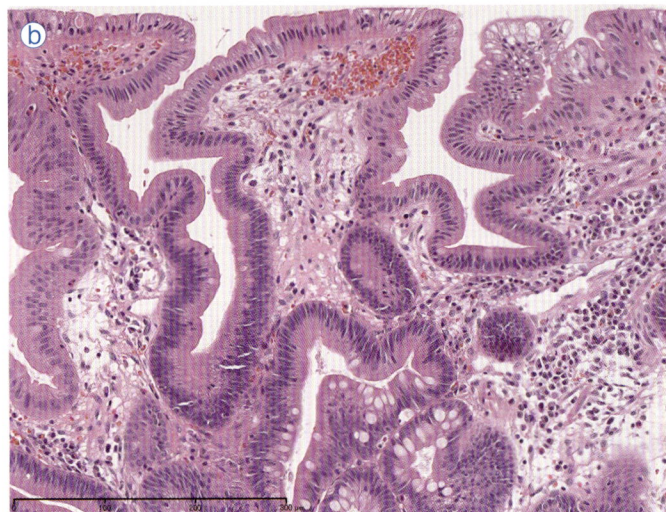

临床医生的疑问

❶ 请教一下乳头部切除标本的正确处理方法。

病理医生的态度

■ 这样解读病理像

· 是主要表现为管状结构的肿瘤（ⓐ）。肿瘤的评价和大肠肿瘤等肠型肿瘤的看法一样，通过腺管形状、核的极性、在表层的分化、异型性等判定异型度。

· 核在基底膜侧排列相对规整，在腺管深部有核肿大等略明显的椭圆形状，随着向表层发展变成小型化，异型性降低（保持了在表层的细胞分化像，ⓑ）。

· 在深部断端是伴有因烧灼引起热变形的肿瘤组织（ⓒ▷），判定为断端（+）（ⓒ）。

■ 病理诊断

病理诊断 Vater 乳头部腺瘤（adenoma of papilla Vater）。

鉴别诊断 管状腺癌：在没有向间质浸润的情况下，只能通过细胞及结构的异型性来判断良恶性，有时很难评价。

+α知识 乳头部切除标本的处理：

· 乳头部肿瘤在多数单位如果活检判断为腺瘤就进行乳头切除术，诊断是恶性的话就行胰十二指肠切除术。因此良恶性的判定非常重要。

· 对乳头部切除标本（ⓓ），要重新从整体像的观察来评价肿瘤的异型度，而且断端的评价也非常重要。

· 乳头部的切除标本在取出后多主张将乳头部向上用大头针固定在固定板上。这时，为了避免把包含胰管、胆管断端的深部切除断端压在固定板时造成挫灭，难以进行组织学上的评价，用大头针固定时要最好留有余地。固定前最好确认主胰管和胆总管，并加以记录。❶

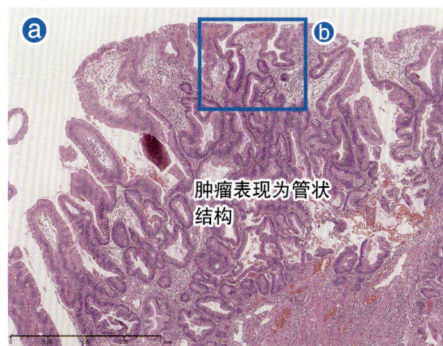

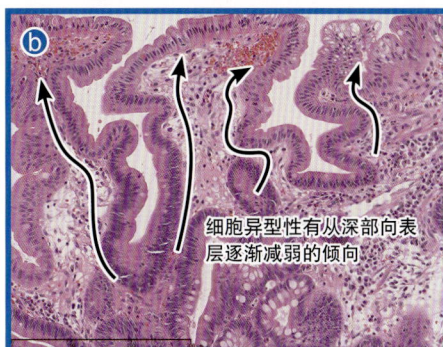

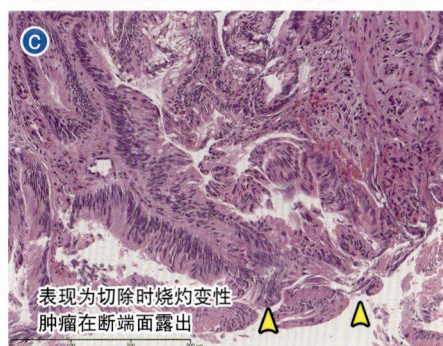

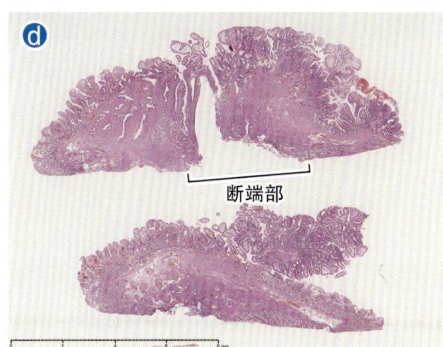

ⓐ ⓑ

肿瘤表现为管状结构

ⓑ

细胞异型性有从深部向表层逐渐减弱的倾向

ⓒ

表现为切除时烧灼变性肿瘤在断端面露出

ⓓ

断端部

重要提示 乳头部肿瘤的标本定位及异型度的判定很重要。

9 伴有胰管扩张的 Vater 乳头部肿瘤

Vater 乳头部腺癌

病例 70 岁女性。以烧心、胸部堵塞感为主诉在当地就诊。因上消化道内镜检查发现十二指肠乳头肿大来我院。MRCP 可见胰管轻度扩张，提示胰管浸润。根据活检结果，判断内镜下根治切除比较困难，行保留幽门的胰十二指肠切除术。

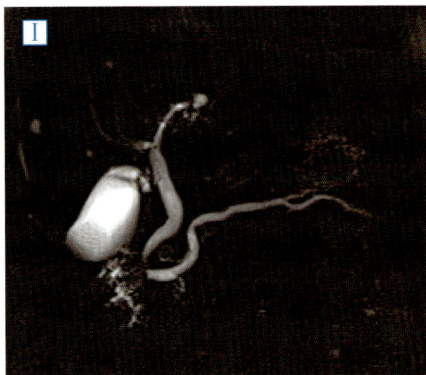

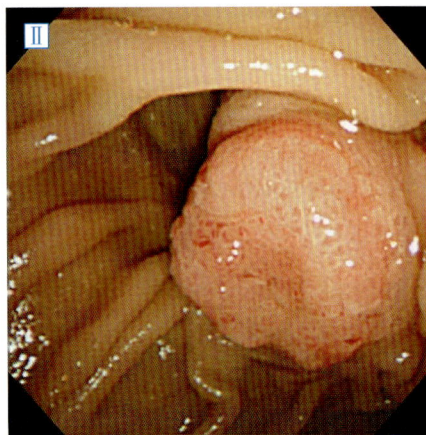

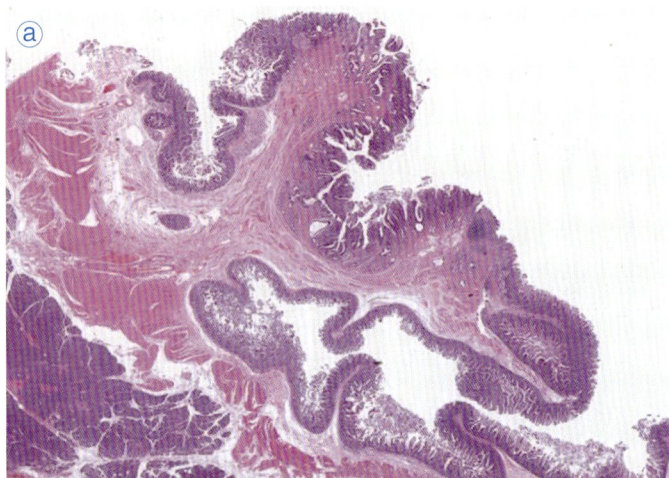

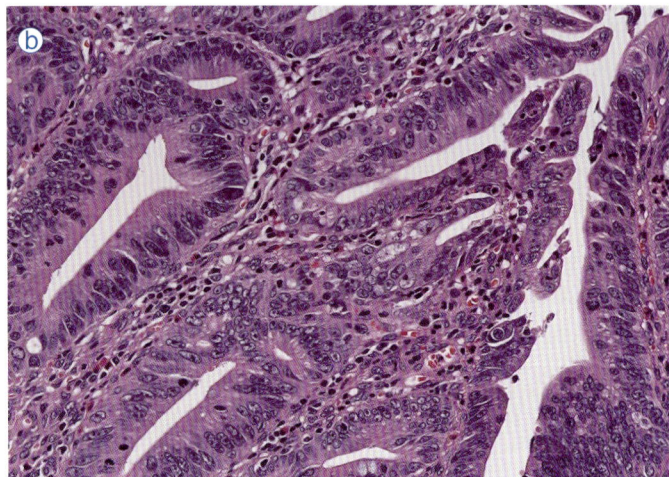

Ⅰ）MRCP
Ⅱ）内镜图像
a）HE 染色（切片整体像）
b）HE 染色（高倍放大）

临床医生的疑问

❶ 请教一下有利于鉴别腺瘤和腺癌的免疫组织化学染色。

❷ 为了决定治疗方针，如何分类才好？

病理医生的态度

■ 这样解读病理像

· 在内镜下尽管可见类似台形隆起的病变，但还是考虑为是由于肿瘤使原来的 Vater 乳头部的结构突出了。（**ⓐ**）

· 肿瘤呈乳头部黏膜置换性增殖，整体上黏膜增厚（**ⓐⓐ**＊）

· 肿瘤的表面还有略微糜烂状的部位（**ⓐ**＊**→**）

· 放大观察，可见密集的异型腺管，结构不整，细胞核的异型性也很明显，应该诊断为管状腺癌（**ⓑ**）。

· 在旁边的标本内，通过图像所见，可以确认在胰管内也有肿瘤（**ⓒ**）。

· 没有跨越 Oddi 括约肌的浸润。

■ 病理诊断

（**病理诊断**）管状腺癌（tubular adenocarcinoma）。

（**鉴别诊断**）管状腺瘤（参考第 6 章 –8 ）。

（**＋α 知识**）

· 关于评价十二指肠乳头部肿瘤的免疫组织化学：乳头部腺癌的 p53 阳性率在 45%~70%。而在腺瘤，虽然高度异型的有时会表现阳性，但多数是阴性。Ki–67，和阳性率相比，重要的是阳性细胞（增殖细胞）是否不仅在深部，而且在表层也出现，如果在表层上皮内出现则提示为恶性。**❶**

· 肿瘤的主体和几个临床病理学的事项相关**❷**，对于作为乳头部癌的诊疗指南的亚分类（**表**），有必要进一步探讨。

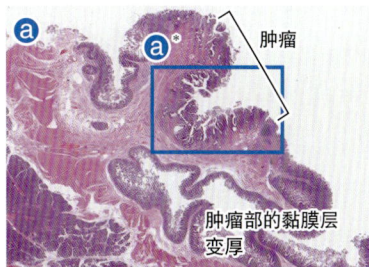

肿瘤

肿瘤部的黏膜层变厚

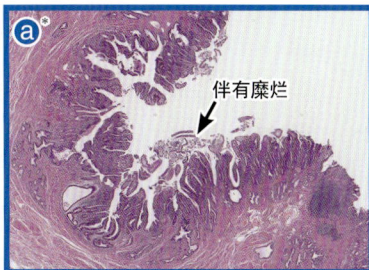

伴有糜烂

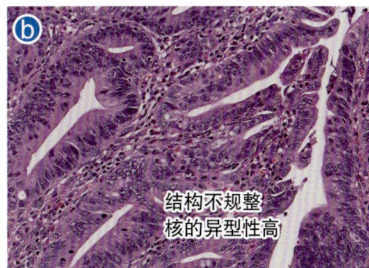

结构不规整核的异型性高

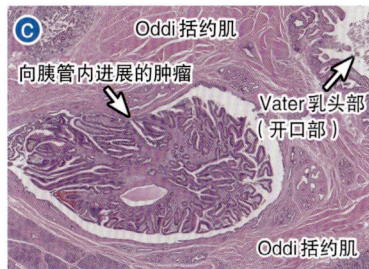

Oddi 括约肌

向胰管内进展的肿瘤

Vater乳头部（开口部）

Oddi 括约肌

表 根据 Vater 乳头部肿瘤发生部位的亚分类（Adsay 等的报道）[1]

	比例	肿瘤直径（平均）	浸润直径（平均）	3 年生存率	特征
乳头部内部型	25 %	2.9cm	1.5cm	73 %	男性多发。浸润直径小，预后好
乳头部/胰胆管型	15 %	1.9cm	1.7cm	41 %	从胰管/胆管到十二指肠乳头部的壁肥厚。胆胰上皮型表现，半数有淋巴结转移
乳头旁–十二指肠型	5 %	4.7cm	3.4cm	69 %	伴有溃疡的隆起性病变。乳头部管腔内病变比较轻，肠型上皮表现
其他的"乳头部癌"	55 %	2.5cm	1.8cm	54 %	Vater 乳头位置的溃疡/隆起性病变。上述病变的特征混在

<参考文献>

[1] Adsay V, et al：Am J Surg Pathol, 36：1592–1608, 2012（乳頭部腫瘍 249 例の解析）.

（**重要提示**）乳头部的肿瘤重要的是病变的主体和良恶性的判定。

0 正常结构及病变的读片方法

胰腺的正常结构

- 胰腺位于后腹膜，后面固定在腹壁，腹侧的一部分被浆膜覆盖。
- 胰腺是具有**外分泌腺组织（胰管，腺泡组织）**和**内分泌腺组织（朗格汉斯胰岛）**功能的脏器。
- 腺泡组织在胰腺内占比最多，细胞内有含有胰蛋白酶、糜蛋白酶、脂肪酶、淀粉酶等消化酶的酶原颗粒。
- 从腺泡细胞分泌的胰液，从分支胰管经**主胰管（Wirsung 管）**和**背侧胰管（Santorini 管）**分别从 Vater 乳头部和副乳头部注入十二指肠。
- 胰岛由含有胰高血糖素的 A 细胞、含有胰岛素的 B 细胞、含有生长抑素的 D 细胞以及分泌胰多肽的 PP 细胞组成。
- 胰管壁内有**胰管周围附属腺**（ⓒ），提示可能是胰管内乳头状黏液性肿瘤的发生地。

胰腺活检标本（包括 EUS–FNA）的观察要点

- 胰腺的活检多是为了胰腺癌（浸润性胰腺导管腺癌）的确定诊断或者否定诊断而进行的，而超声内镜下的活检或细胞诊断（EUS–FNA）则不仅限于胰腺癌，也可以以治疗前的诊断为目的而进行。
- 在概率上以胰腺导管腺癌为多，由于对胰液细胞诊断不能首先发现的神经内分泌肿瘤、腺泡细胞癌、solid pseudopapillary neoplasm 实性假乳头状肿瘤等胰管系外的肿瘤也可以采集组织，所以要经常考虑包括这些病变的鉴别诊断是必要的。
- 像胰腺导管腺癌这样纤维增生比较明显的病变，进行穿刺活检取得的标本，由于组织比较硬，标本多呈一块一块的微小组织片，而神经内分泌肿瘤及其他实体性肿瘤则可以获得较多的肿瘤细胞（ⓓ ⓔ）。
- 在间质内看到的小腺管，是胰腺癌浸润还是萎缩的胰管，或是胰管化生上皮，有时很难判断。在浸润癌的情况下，小叶结构的腺管呈无关系、无秩序的肿瘤腺管分布。而腺管和动脉比邻的情况是在既存的胰腺中看不到的图像，考虑为是浸润癌的成分。此外有无神经旁浸润、脉管浸润像，同一腺管内的细胞核的大小不同，腺管内的坏死物的存在等提示恶性的所见。

ⓐ 胰腺

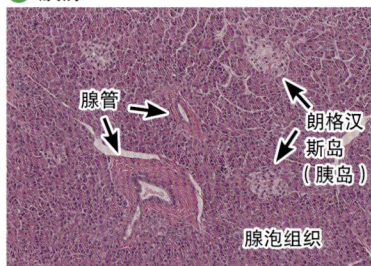

腺管

朗格汉斯胰岛（胰岛）

腺泡组织

ⓑ 胰腺

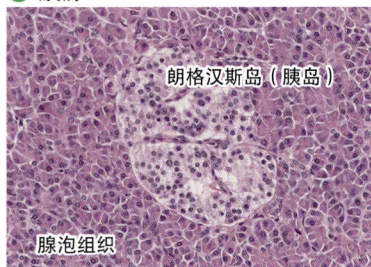

朗格汉斯岛（胰岛）

腺泡组织

ⓒ 胰管

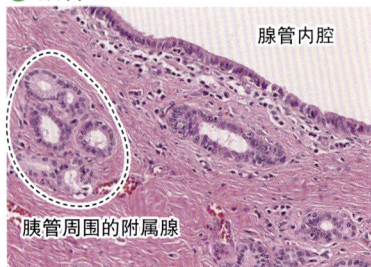

腺管内腔

胰管周围的附属腺

ⓓ EUS–FNA 标本（神经内分泌肿瘤）

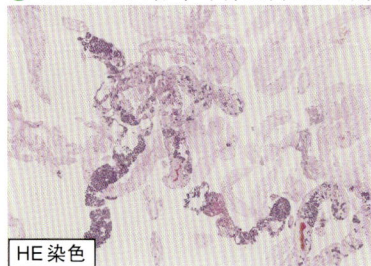

HE 染色

- 只要采取一定程度的肿瘤细胞，即使是针刺活检标本，也可以进行免疫组织化学染色来研究讨论（**d** ~ **g**）。

■ 胰腺切除标本的观察要点

- 在取出标本时，要把握主胰管、胆总管（胰内胆管）的走行，脾动静脉的位置等，事先画好切开图，对于在用显微镜观察组织时也有利于理解病变与其他脏器的位置关系、肿瘤进展的模式。反过来说，这些在显微镜下观察组织时确认困难或者不能确认的情况也不少。
- 胰腺的病变，如果是结节样病变，通过与周围组织的边界性状（不规整、不清晰）或内部性状等，如果是囊性病变，通过单泡性还是多囊性、囊壁的厚度、内部（内容液）性状在一定程度上能够鉴别（图）。这些再加上性别、年龄以及其他临床所见，不用看组织就能大概率诊断。
- 在组织学上，要收集肉眼所见的确认及细胞分化和其他组织学的所见（与血管的关系、与胰管的关系、背景胰腺和胰管等的变化等）。

e EUS-FNA标本（神经内分泌肿瘤）

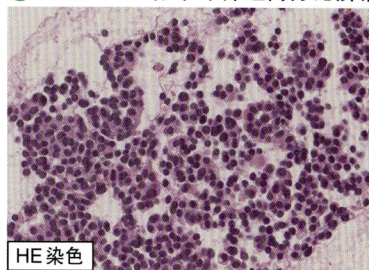

HE 染色

f EUS-FNA标本（神经内分泌肿瘤）

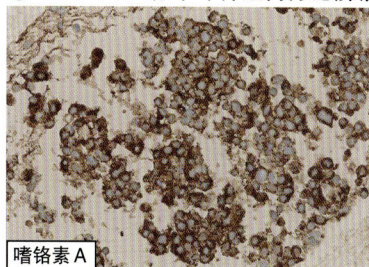

嗜铬素A

g EUS-FNA标本（神经内分泌肿瘤）

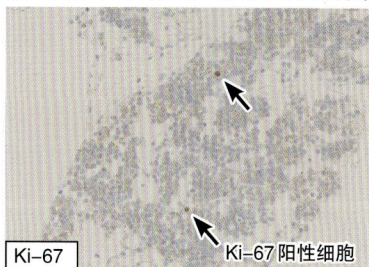

Ki-67　　Ki-67 阳性细胞

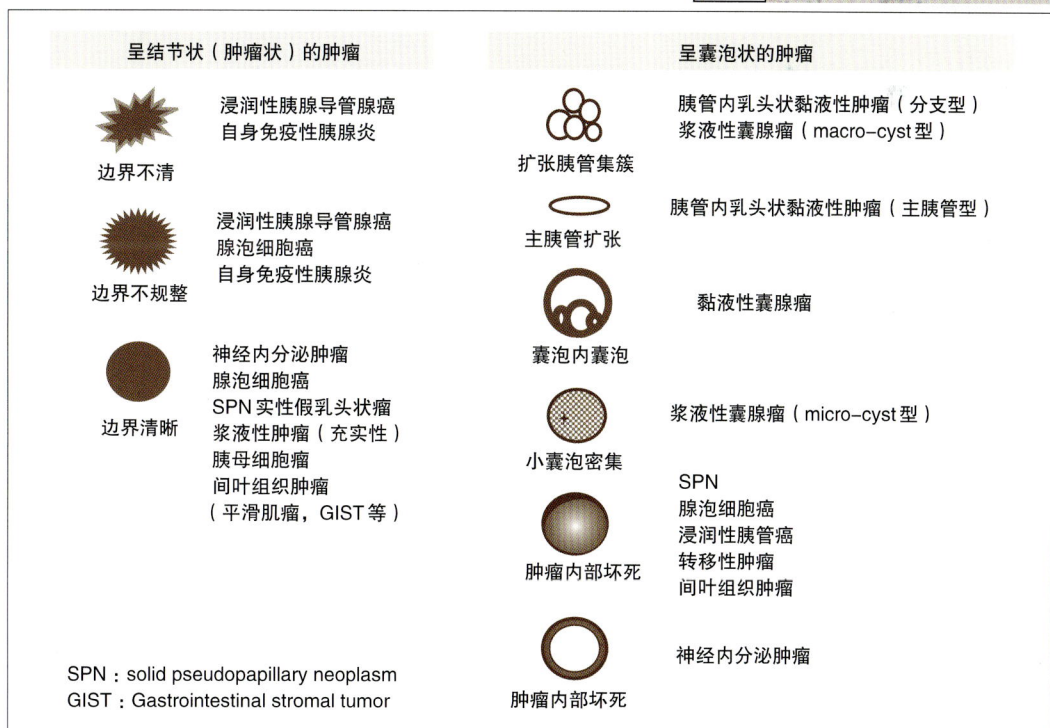

呈结节状（肿瘤状）的肿瘤	呈囊泡状的肿瘤
边界不清：浸润性胰腺导管腺癌、自身免疫性胰腺炎	扩张胰管集簇：胰管内乳头状黏液性肿瘤（分支型）、浆液性囊腺瘤（macro-cyst型）
边界不规整：浸润性胰腺导管腺癌、腺泡细胞癌、自身免疫性胰腺炎	主胰管扩张：胰管内乳头状黏液性肿瘤（主胰管型）
边界清晰：神经内分泌肿瘤、腺泡细胞癌、SPN 实性假乳头状瘤、浆液性肿瘤（充实性）、胰母细胞瘤、间叶组织肿瘤（平滑肌瘤，GIST等）	囊泡内囊泡：黏液性囊腺瘤
	小囊泡密集：浆液性囊腺瘤（micro-cyst型）
	肿瘤内部坏死：SPN、腺泡细胞癌、浸润性胰管癌、转移性肿瘤、间叶组织肿瘤
SPN：solid pseudopapillary neoplasm GIST：Gastrointestinal stromal tumor	肿瘤内部坏死：神经内分泌肿瘤

图　胰腺病变的肉眼模式图

163

1 胰头部直径 **1cm** 大的肿瘤性病变

浸润性胰腺导管腺癌

病例 49 岁女性。健康体检腹部超声发现胰头部 1cm 大的低回声肿瘤来我院。CT 也同样发现 1cm 大的缺乏造影效果的肿瘤。EUS 可见边界清晰的肿瘤，ERCP 下未见胰管异常，虽然缺乏诊断胰腺导管腺癌的依据，但为了确定治疗方案，行 EUS–FNA，进行保留幽门的胰十二指肠切除术。

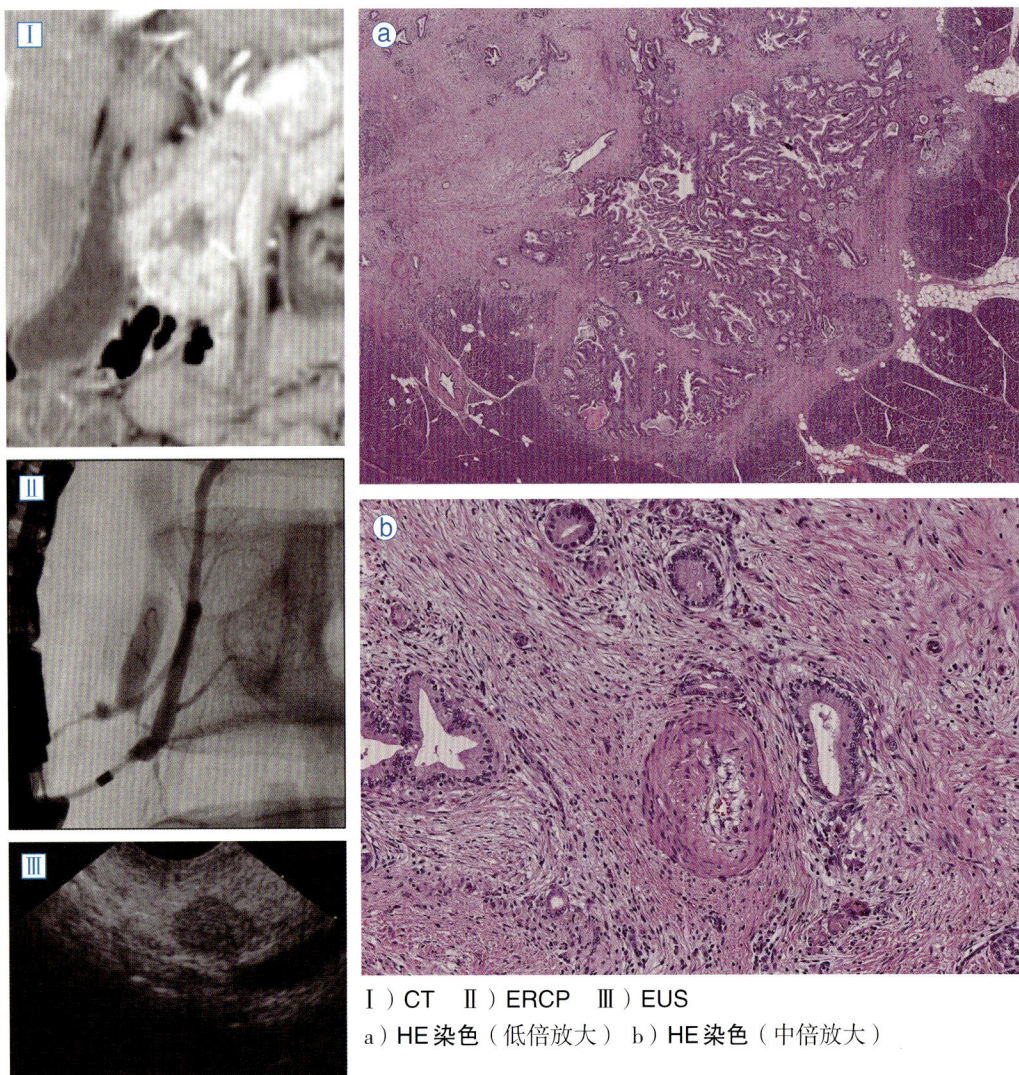

Ⅰ）CT Ⅱ）ERCP Ⅲ）EUS
a）HE 染色（低倍放大） b）HE 染色（中倍放大）

临床医生的疑问

❶ 请教一下胰腺导管腺癌与萎缩腺管、萎缩胰管、腺泡的鉴别要点。

病理医生的态度

■ 这样解读病理像

- 有纤维增生明显的区域（ⓐ ◌）和细胞（腺管上皮）成分多的区域（ⓐ ◌）。
- 在纤维增生明显区域的放大像里（ⓑⓒ），可见散在的异型腺管。
- 异型腺管（ⓑ ➜）分化良好，有时需要与末梢胰管分支鉴别，如果在非常靠近的地方能确认动脉，就可以否定是胰管分支的可能性。❶通常胰管和动脉不临接。
- 小型异型腺管（ⓒ ⇨）和萎缩胰管、腺泡的鉴别比较困难，如果在同一腺管内核有大小不同，腺腔内可见变性坏死物，腺腔不明显，可以考虑是肿瘤腺管。❶
- 在胰管内可见乳头状的上皮增生（ⓓ）。在胰腺导管腺癌内，常常可见这样的胰管内增生像。

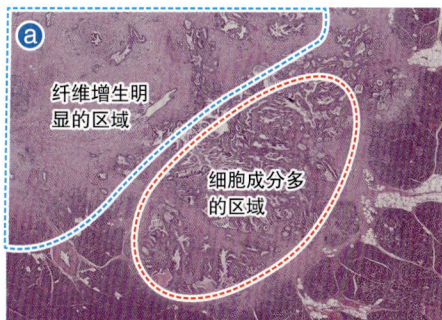

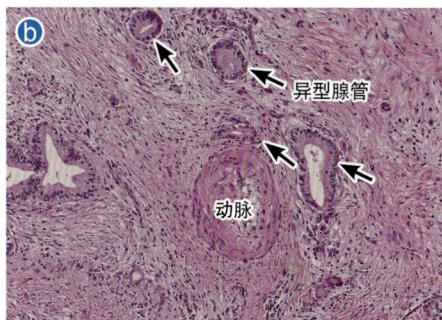

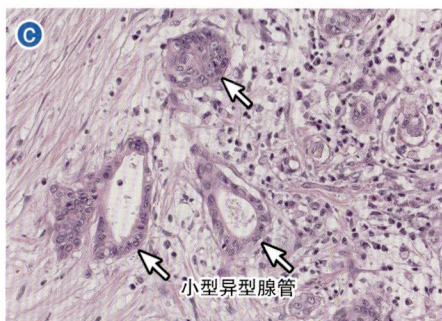

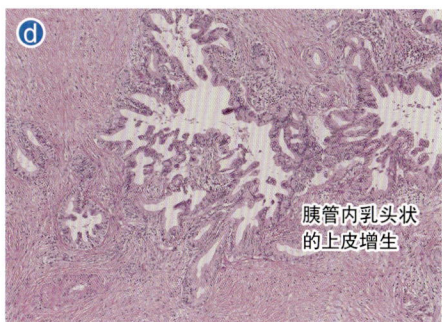

■ 病理诊断

(病理诊断) 浸润性胰腺管癌（pancreatic ductal adenocarcinoma）。

(鉴别诊断) 其他癌（肺癌，大肠癌等）的胰腺转移：胰腺导管腺癌多是如病例所示置换了胰管上皮，在内部呈乳头状增生的所见。而且和转移癌相比，在一个病例内，高分化成分和低分化成分的混在非常明显。

(+α知识) 胰腺癌的癌前病变：推测为胰腺上皮内肿瘤性病变（PanIN），胰管内乳头状黏液性肿瘤（IPMN），黏液性囊性肿瘤（MCN）等。特别是PanIN，从这个病变检出的很多基因异常与通常的胰管癌的异常一致。PanIN根据异型度的分级如下表。

表　PanIN分类的概要

PanIN-1	缺乏核异型性，由黏液性细胞组成的胰管上皮病变 A：平坦状；B：乳头状
PanIN-2	表现为几种细胞异型性的胰管上皮病变。和平坦状相比，乳头状病变较多
PanIN-3	呈高度细胞异型性的胰管上皮病变。平坦状病变很少，基本都是乳头状

(重要提示) 胰腺导管腺癌是伴有明显的纤维增生，高分化与低分化混在的腺癌。

ⓐ
纤维增生明显的区域
细胞成分多的区域

ⓑ
异型腺管
动脉

ⓒ
小型异型腺管

ⓓ
胰管内乳头状的上皮增生

2 胰体尾部的巨大肿瘤样病变

未分化癌

病例 70 岁女性。因心窝痛到当地就诊。因腹部 CT 发现胰体尾部肿瘤，为进一步诊治来我院。肿瘤表现为不均一的强化效果，整体上呈膨胀性发育，一部分浸润到胃壁。考虑为非典型的恶性胰腺肿瘤，行胰体尾部合并脾切除及胃部分切除术。

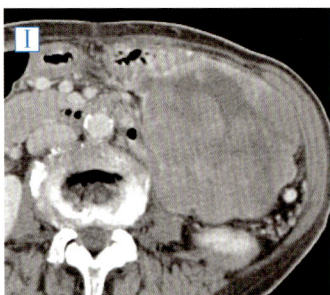

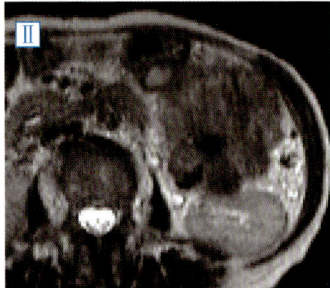

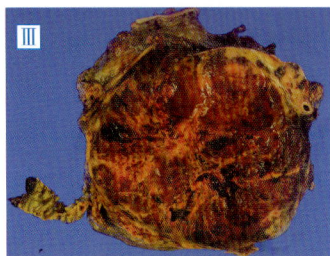

Ⅰ）CT　Ⅱ）MRI　Ⅲ）切除标本（肉眼像）
a）HE 染色（低倍放大）　b）HE 染色（高倍放大）

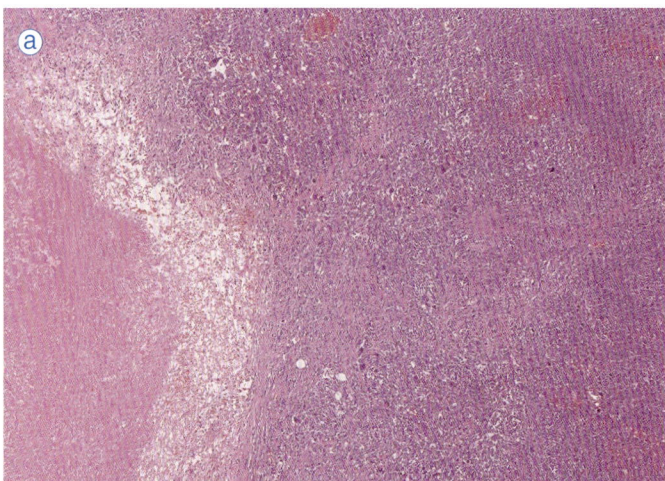

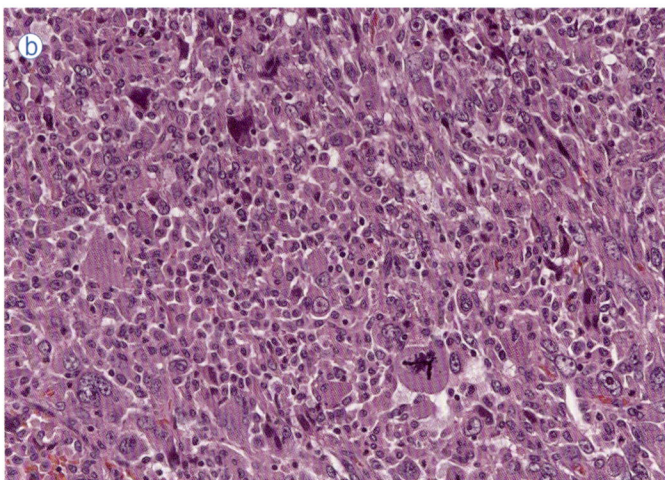

临床医生的疑问

❶ 请教一下与普通型胰腺导管腺癌病理学特征的不同。

❷ 请教一下有助于诊断的免疫组织化学。

病理医生的态度

■ 这样解读病理像

- 肉眼观察，与通常的胰腺导管腺癌不同，是充实柔软的，内部伴有广泛的出血坏死❶（Ⅲ）。
- 只有少量的胰腺组织残存，边界不好区分，整体上呈膨胀性发育（Ⅲ）。
- 在组织学上，坏死也很明显（ⓐ◌）。
- 观察缺乏出血坏死的部分，可见明显细胞异型的肿瘤细胞基本呈髓样增殖，可见多核细胞、有巨大核的细胞❶（ⓐⓑ）。也可以看到畸形核分裂象。（ⓑ➡）
- 和大型肿瘤细胞混在的小细胞是以淋巴细胞为主体的炎症细胞（ⓑ）。
- **免疫组织化学**：间叶组织标志物（波形蛋白Vimentin，ⓒ）、上皮标志物（细胞角蛋白CK，ⓓ）阳性。❷

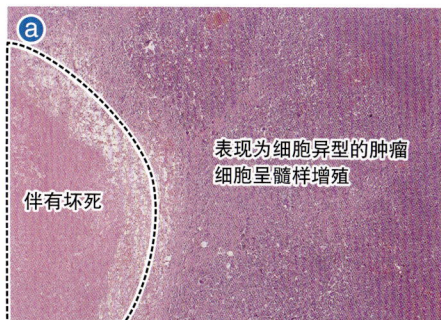

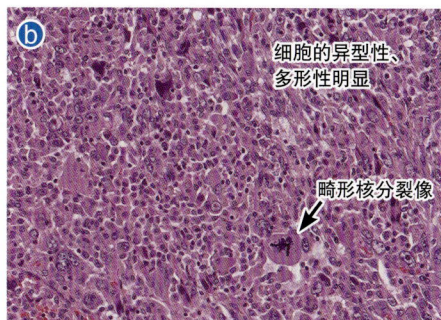

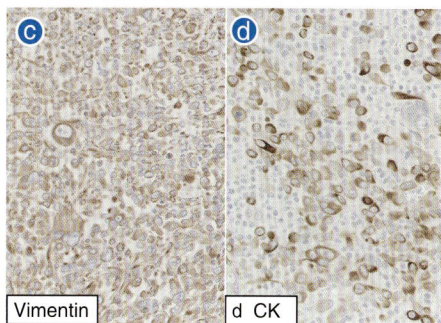

表现为细胞异型的肿瘤细胞呈髓样增殖

伴有坏死

细胞的异型性、多形性明显

畸形核分裂像

Vimentin

d CK

■ 病理诊断

病理诊断 未分化癌（anaplastic carcinoma/undifferentiated carcinoma）。

鉴别诊断 浸润性胰腺导管腺癌、其他癌的转移等。

+α知识

- 因为肿瘤自身的分化方向不明了，所以属于"未分化"肿瘤。在上皮细胞还是间叶细胞都不清楚的情况下，根据胰腺癌诊治规范，在**未分化癌**（undifferentiated carcinoma）中有部分癌成分的叫作**间变性癌**（anaplastic carcinoma）以示区别。
- 在WHO分类中，未分化癌作为胰腺导管腺癌的亚型，分为伴有**破骨型多核巨细胞型**和不伴有型。
- 发现时多是呈急速增殖超过10cm的巨大肿瘤，组织像除了像本例这样以异型性、多形性明显的肿瘤细胞为主体，还存在有明显的肉瘤样分化的、癌肿与肉瘤成分共存、混在的。❶
- 预后非常不好。

> **重要提示** 未分化癌是有明显异型性、多形性、分化方向不明了的高度恶性肿瘤。

3 和十二指肠肌层连接的多血性肿瘤

胰神经内分泌肿瘤（pNET）

病例 70 岁女性。因胸部 X 线检查怀疑肺门部淋巴结肿大做 CT 检查，发现胰头部肿瘤，为进一步检查来我院。在胰头部及十二指肠降段包围的区域内看到从造影早期就浓染的 2cm 的肿物。虽然考虑是胰神经内分泌肿瘤的所见，但通过 EUS 发现肿物与十二指肠肌层相连，肿物中心有比较粗的血管，和十二指肠 GIST 也要鉴别。不管怎样，都是手术适应证，进行了保留幽门的胰十二指肠切除术。

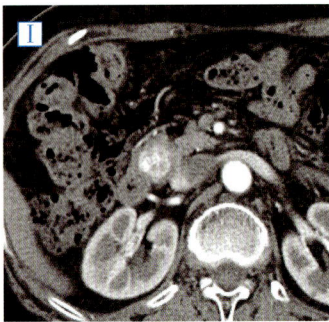

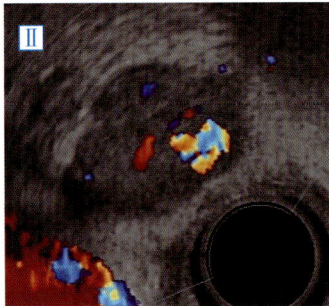

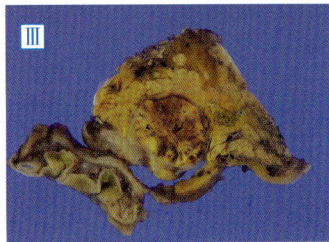

Ⅰ）CT　Ⅱ）EUS　Ⅲ）切除标本
（肉眼像）
a）HE 染色（中倍放大）
b）HE 染色（高倍放大）

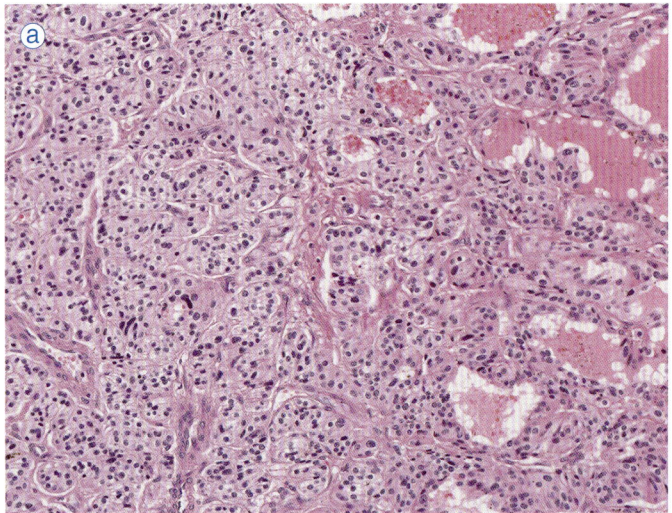

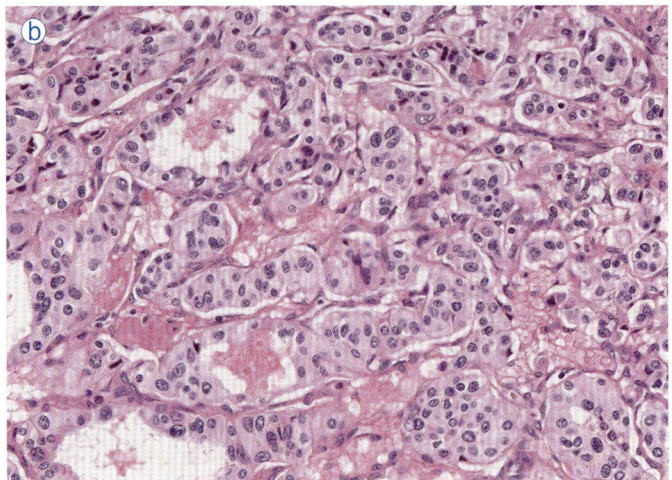

临床医生的疑问

❶ 请教一下神经内分泌肿瘤的分级和分期。

❷ 通过活检标本能进行恶性度的评价吗？

病理医生的态度

■ 这样解读病理像

- 肿瘤的肉眼切面像呈边界比较明显的淡褐色～黄色调（Ⅲ）。
- 肿瘤呈细胞巢状、条索状、玫瑰花结状等不规整排列（类器官模式）（ⓐⓑ）。
- 肿瘤细胞比较明亮，有类圆形～略不规则肿大浓染的核（ⓐⓑ）。
- 肿瘤细胞巢之间有较多的小血管（ⓐ○）。
- 免疫组织化学：
- 神经内分泌标志物（**嗜铬素 A，突触素**）之外，还有胰岛素，胰高血糖素，生长抑素，胃泌素，VIP（血管活性肠肽，vasoactive intestinal peptide），PP（胰多肽，pancreatic polypeptide）等阳性出现。
- Ki-67（为了分级而进行染色，ⓒ）。

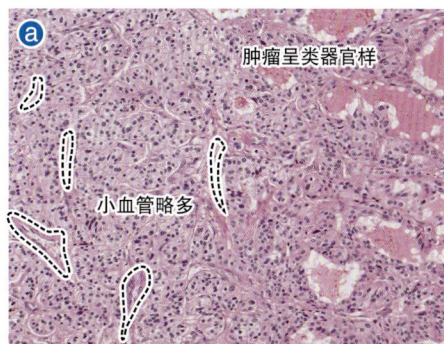

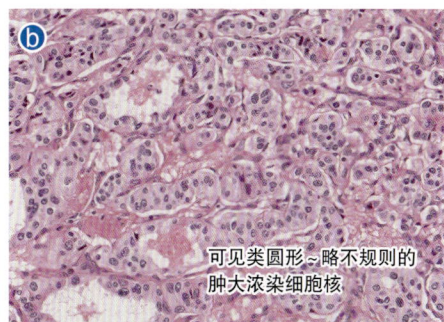

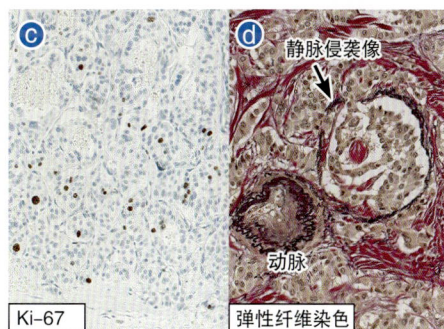

■ 病理诊断

病理诊断 胰神经内分泌肿瘤［pancreatic neuroendocrine tumor（pNET）G2］。

鉴别诊断 腺泡细胞癌，实性假乳头状瘤，肾细胞癌的转移：不管是哪个，确认神经内分泌标志物的有无都有用。

+α知识

- 神经内分泌肿瘤（NET）的诊断，像本例这种表现为类器官的是比较容易的，也有核的明显多形性，细胞结合性松弛（松散），类似腺泡细胞，黏液产生。纺锤化、淡明亮化等所见。
- grading 分级采用核分裂象 /Ki-67 指数进行分级（参照第 4 章 -18），staging 分期按照胰腺癌诊治规范中的胰腺癌进行。❶即使 grading 分级低，也常常看到静脉浸润，所以要用弹性纤维染色来评价（ⓓ）。
- 用穿刺活检标本进行的 grading 分级，在采集细胞量少的情况下按参考所见（临时的评价）处理。❷
- 生长抑素受体（SSTR）：在 NET 治疗中，生长抑素类似物有抑制激素分泌、缩小肿瘤体积的效果，所以，和抗肿瘤效果高度相关的生长抑素受体 -2a（SSTR2a）的免疫组织化学逐渐被用来评价化疗的敏感性。

> **重要提示** 一旦诊断 NET，就要进行分级和分期评定。

ⓐ 肿瘤呈类器官样 / 小血管略多

ⓑ 可见类圆形～略不规则的肿大浓染细胞核

ⓒ Ki-67

ⓓ 静脉侵袭像 / 动脉 / 弹性纤维染色

4 向胰管内突破、伴有不均一强化造影的、直径 3cm 大的病变

腺泡细胞癌

病例 62 岁男性。因急性胰腺炎在当地入院。CT 提示胰头部肿瘤，胰腺炎改善后为进一步检查介绍到我院。增强 CT 可见以边缘为主体不均一强化的 3cm 大的肿物。没有主胰管扩张，但可以确认肿瘤突破胰管内的所见，因此按恶性胰腺肿瘤行保留幽门的胰十二指肠切除术。

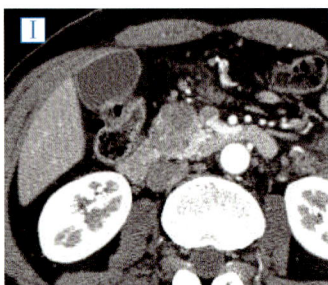

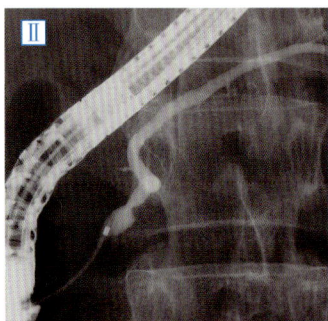

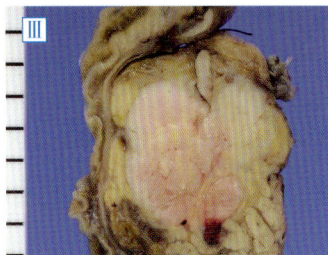

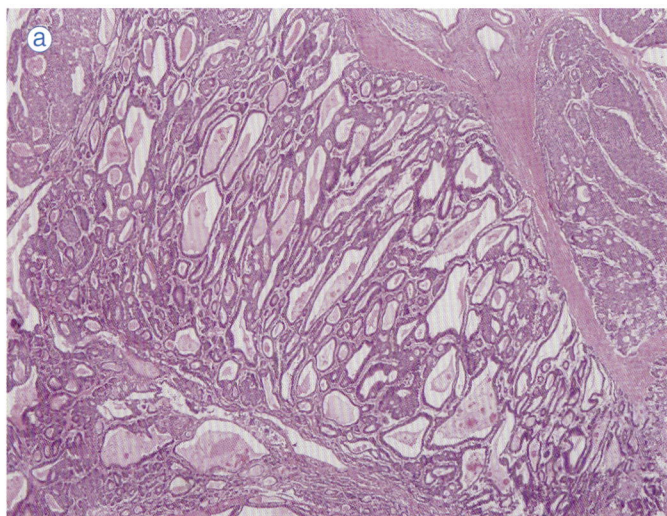

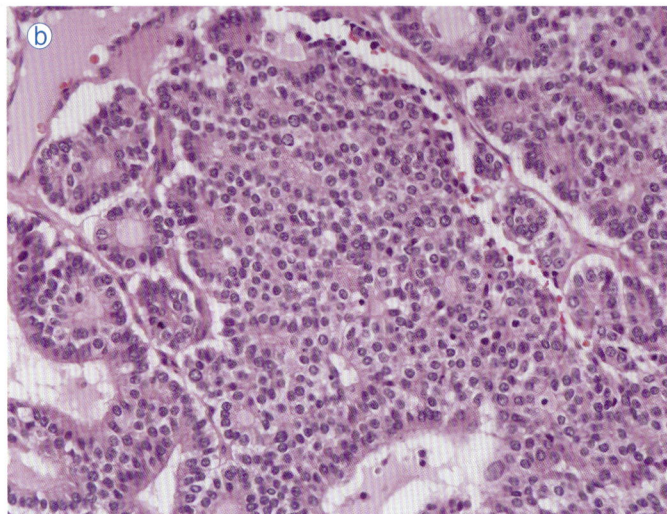

Ⅰ）CT
Ⅱ）ERCP
Ⅲ）切除标本（肉眼像）
a）HE 染色（中倍放大）
b）HE 染色（高倍放大）

临床医生的疑问

❶ 与胰腺导管腺癌不同的病理特征是什么？

❷ 在 HE 染色标本下能与神经内分泌肿瘤鉴别吗？

病理医生的态度

■ 这样解读病理像

· 从固定后的切面看，是略有分叶状的淡褐色实性肿瘤，虽然没有被膜❶，但与非肿瘤部的边界比较清晰（▥）。

· 虽然局部可见分隔样的纤维结缔组织，但在肿瘤内部纤维组织比较少，相对呈髓样增殖❶（ⓐⓑ）。

· 肿瘤细胞的组织结构有好几种类型，有以**腺管状结构**明显的部分，也有以**腺泡样～充实性**的部分（ⓑ）。

· 单个的肿瘤细胞，有淡嗜酸性～双染性的胞体，有的核仁也很醒目。

· 单个的细胞异型性，作为癌，看上去比较弱，但性质是恶性的，呈现出向周围胰腺组织、结缔组织的浸润，神经旁浸润也可见。在本例中还能看到胰管分支内肿瘤呈息肉样突出。

· **免疫组织化学**：胰蛋白酶（ⓓ），脂肪酶，胰凝乳蛋白酶，弹性蛋白酶等对应抗体阳性。

■ 病理诊断

（病理诊断）腺泡细胞癌（acinar cell carcinoma）。

（鉴别诊断）浸润性胰腺导管腺癌、神经内分泌肿瘤（NET）、仅由充实性成分组成的实性假乳头状瘤、充实性浆液性腺瘤、转移性肿瘤等结节性肿瘤：通过肉眼、组织的综合所见多数都可以鉴别，但 NET 如果不用免疫组织化学有时无法鉴别。❷

（+α知识）胰管内发育的腺泡细胞癌：以结节样病变为典型，也有像本例这样进展至胰管内，以胰管内进展明显的。也有在胰管内呈乳头状发育的报道，这时有必要和胰管内管状乳头状肿瘤（ITPN）相鉴别。

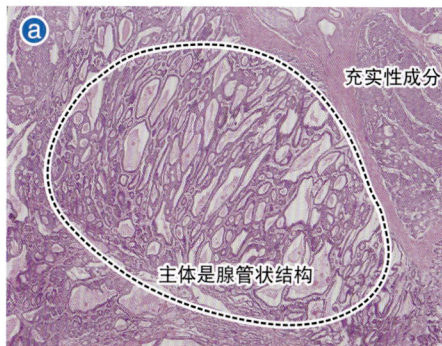

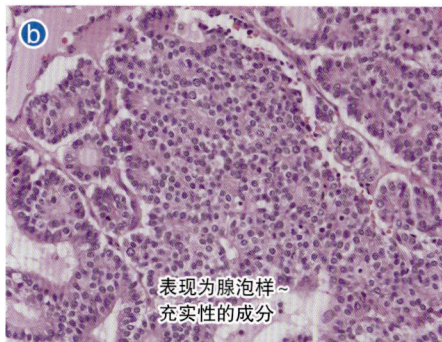

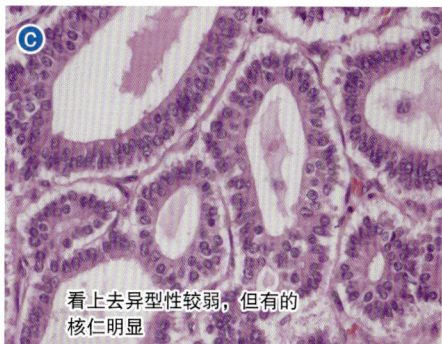

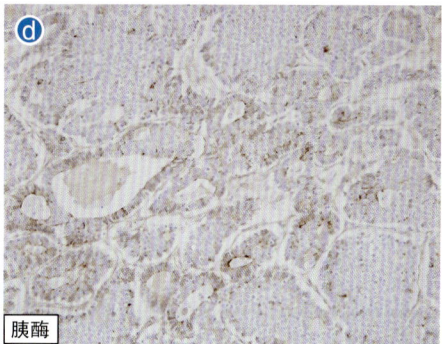

ⓐ 充实性成分
主体是腺管状结构

ⓑ 表现为腺泡样～充实性的成分

ⓒ 看上去异型性较弱，但有的核仁明显

ⓓ 胰酶

重要提示 腺泡细胞癌是边界清晰的柔软的肿瘤，但属于恶性。一旦怀疑，用胰酶的免疫染色来确定诊断。

5 胰头部直径 6cm 大的多囊性病变

浆液性肿瘤

病例 72 岁女性。3 年前健康体检时，腹部超声发现胰头部直径 6cm 大的囊性病变。是胰头部伴有囊泡增强效果的多囊性囊肿，一直随访观察，因为有增大倾向，并出现梗阻性黄疸，行保留幽门的胰十二指肠切除术。

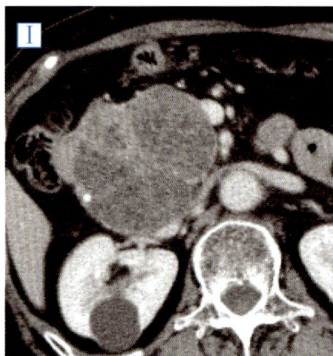

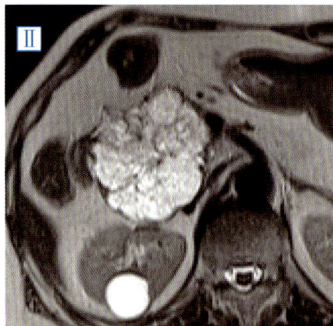

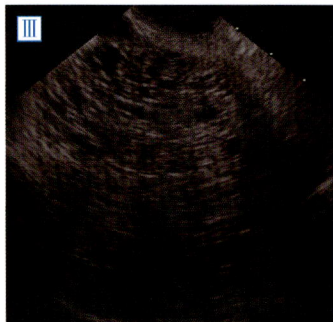

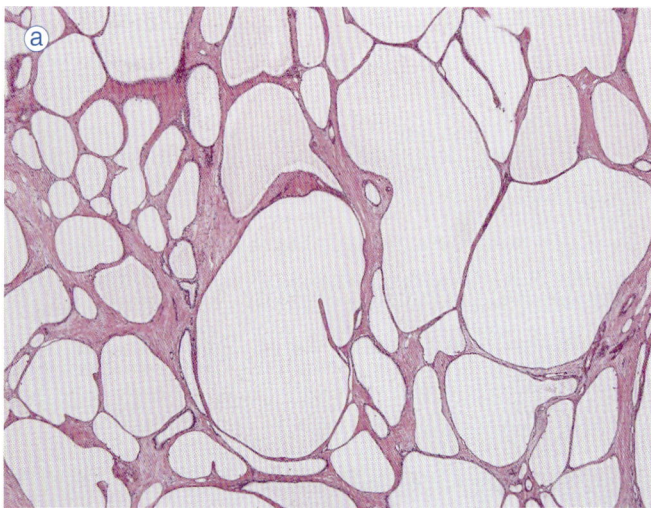

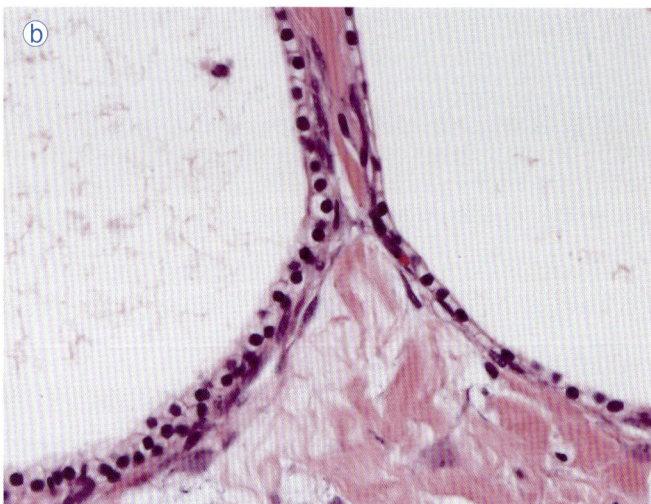

Ⅰ）CT　Ⅱ）MRI　Ⅲ）US
a）HE 染色（低倍放大）　b）HE 染色（高倍放大）

临床医生的疑问

❶ 不需要恶性度诊断吗？
❷ 请教一下组织亚型的分类。

病理医生的态度

■ 这样解读病理像

- 切面上整体看上去是充实性肿瘤，实际上是非常细小的海绵状，由无数的 0.5cm 左右大的囊泡组成（称为 microcystic type 微囊型，大体标本 ⓐ ）。
- 与周围的边界清晰，在中心附近可见星芒状、网格状的瘢痕样结构（大体标本→），这是该肿瘤的特征。
- 囊泡内溶液是无色透明的浆液。没有与胰管系统的交通。
- 组织学上，囊泡的内腔面是由富有糖原的、比较明亮的、小立方体状上皮细胞组成的（ⓐⓑ）。
- 部分的囊泡内有乳头状的突出。
- **免疫组织化学等：**
  - 肿瘤细胞的黏液染色（－），PAS 染色（＋），淀粉酶消化后的 PAS 染色（－）。
  - α－抑制素（＋），MUC6（＋）也有用。

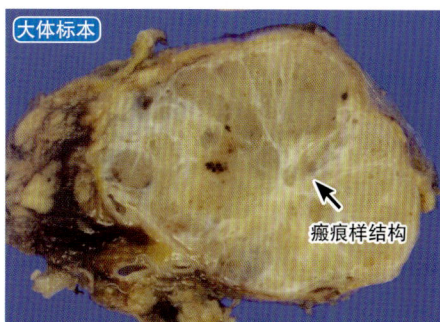

大体标本

瘢痕样结构

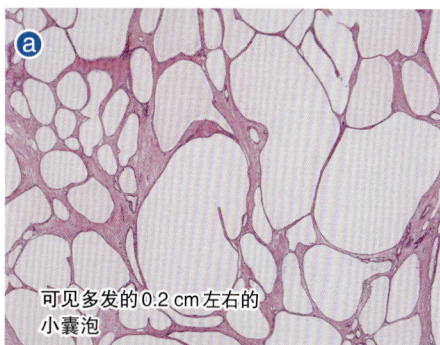

ⓐ

可见多发的 0.2 cm 左右的小囊泡

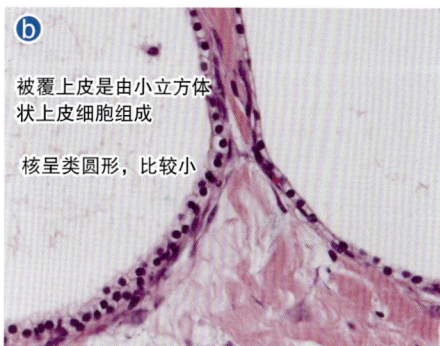

ⓑ

被覆上皮是由小立方体状上皮细胞组成

核呈类圆形，比较小

■ 病理诊断

病理诊断 浆液性囊性肿瘤（serous cystic neoplasm：SCN）。

鉴别诊断 胰腺囊性病变。

+α 知识

- 胰腺 SCN 是好发于中年女性（平均约 60 岁）胰体尾部的囊泡性肿瘤。基本是良性的。
- 与局部的浸润性无关，确认有其他脏器远处转移的，诊断为 serous cystadenocarcinoma ❶（WHO 分类 2010）[1]，非常罕见。
- SCN 的亚型：❷

  1）**大囊泡浆液性囊腺瘤（Macrocystic serous cystadenoma）：** 由大型囊泡（1~3cm）组成的亚型。大型囊泡向周围突出，边界多凹凸不整。

  2）**实性浆液性腺瘤（Solid serous adenoma）：** 由密集的腺样结构组成，构成的细胞自身和其他的浆液性肿瘤一样。

  3）**VHL（Von Hippel–Lindau disease 希佩尔·林道病）相关的 SCN：** 产生多发性浆液性肿瘤。

  4）**混合性浆液性神经内分泌肿瘤（Mixed serous neuroendocrine neoplasm）：** 可见浆液性囊泡肿瘤与内分泌肿瘤合并发生。VHL 患者多见。

<参考文献>

[1] WHO Classification of Tumours of the Digestive System 4th Edition, IARC Press, Lyons France, 2010.

重要提示 不管囊泡大与小，都要通过细胞形态诊断。

第 7 章 胰腺

6 年轻女性的胰尾部直径 6cm 的伴有囊泡的肿瘤状病变

实性假乳头状肿瘤（Solid pseudopapillary neoplasm，SPN）

病例 24 岁女性。因腹痛精查 CT 发现胰尾部有 6cm 大的肿瘤样病变，MRI 和 EUS 确认内部有囊性变。行胰体尾部切除术。

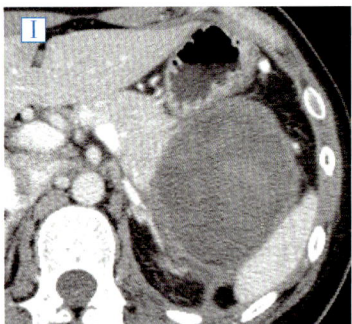

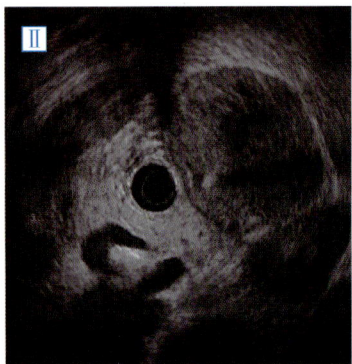

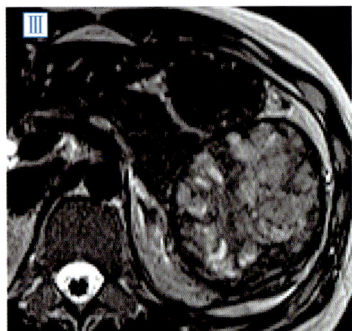

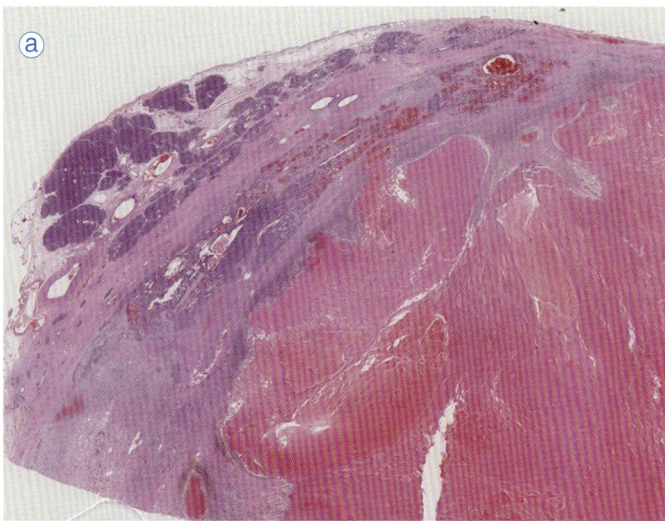

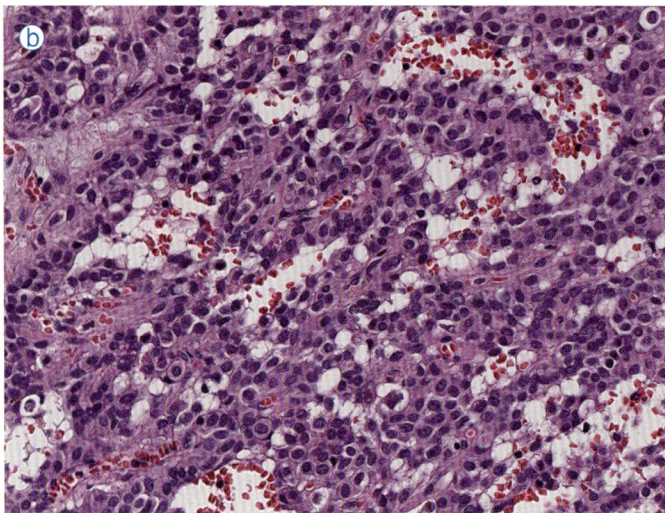

Ⅰ）CT　Ⅱ）EUS　Ⅲ）MRI
a）HE 染色（切片整体像）　b）HE 染色（高倍放大）

临床医生的疑问

❶ 请教一下怀疑 SPN（Solid pseudopapillary neoplasm）的要点。
❷ 请教一下 SPN 的恶性度。

病理医生的态度

■ 这样解读病理像

· 在结节内部可见广泛的出血坏死、崩坏❶（ⓐ◌），肿瘤仅在边缘部位（ⓐ■）。伴有这种崩坏的本身就是怀疑 SPN 的关键。

· 在边缘可见的残留肿瘤部分，呈相对充实性的增殖，到处都伴有细胞胞巢间的分离和出血（ⓐ* ⓑ）。

· 表现为以血管为轴的细胞巢状、乳头状，各自形态不规整，细胞分离的结果形成了乳头状结构［称为假乳头状结构/模式（pseudopapillary structure/pattern）❶，ⓑ］。

· 每个肿瘤细胞的胞体都呈淡嗜酸性～嗜碱性，核呈类圆形，异型性比较小。

· 免疫组织化学：CD10（+，细胞质，ⓒ），β-catenin（+，核，ⓓ）

■ 病理诊断

（病理诊断）实性假乳头状肿瘤（Solid pseudopapillary neoplasm，SPN）。

（鉴别诊断）

· 腺泡细胞癌：有时细胞形态类似。

· 其他癌的转移，假囊泡：因为变性坏死比较严重，要加以鉴别。

（+α知识）

· 年轻（20~30 岁）的女性好发（90%）。没有好发部位。

· 内部多因为肿瘤崩坏形成囊泡状，但有时也有只有充实性成分的情况，要加以注意。有报道说男性病例中，只有充实性成分的情况比较多。

· 多呈良性经过，但现在归为低恶性度肿瘤，也有反复发作的病例，有时也会出现神经旁浸润等浸润性所见。❷

· 除了上述的组织所见，还常常可见嗜酸体、泡沫细胞的集簇、胆固醇裂隙、钙化等表现。

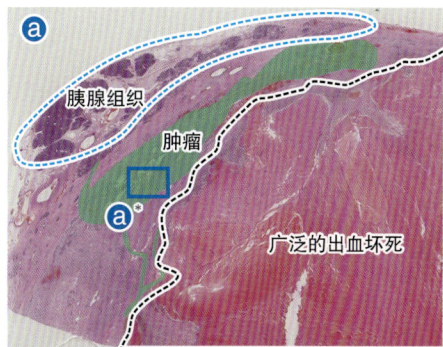

胰腺组织 · 肿瘤 · 广泛的出血坏死

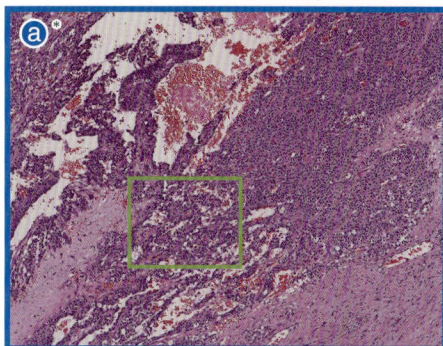

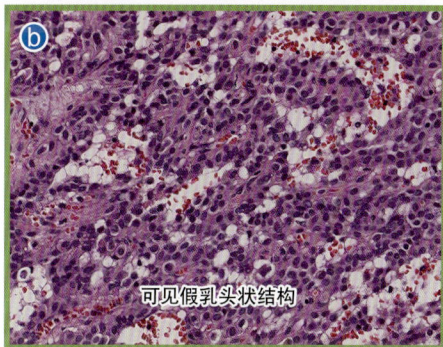

可见假乳头状结构

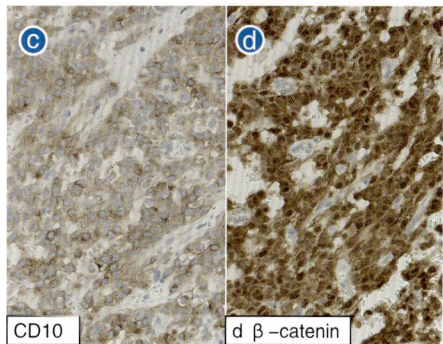

CD10 · d β-catenin

（重要提示）看到假乳头状结构就要进行 β-catenin 的免疫染色。

7 胰管内肿瘤随访中出现 1.5cm 大的充实性改变

胰管内乳头状黏液性肿瘤（IPMN）+浸润癌

病例 72 岁男性。6 个月前因 CA-199 值升高在当地进行详查。CT、MRCP 可见在胰头部有一个和主胰管相通的 2cm 大的多房性囊肿，诊断为胰管内乳头状黏液性肿瘤（IPMN），因随访观察时发现有增大倾向来我院。EUS 可见囊肿内有 1.5cm 大的充实性改变，怀疑为浸润癌，行保留幽门的胰十二指肠切除术。

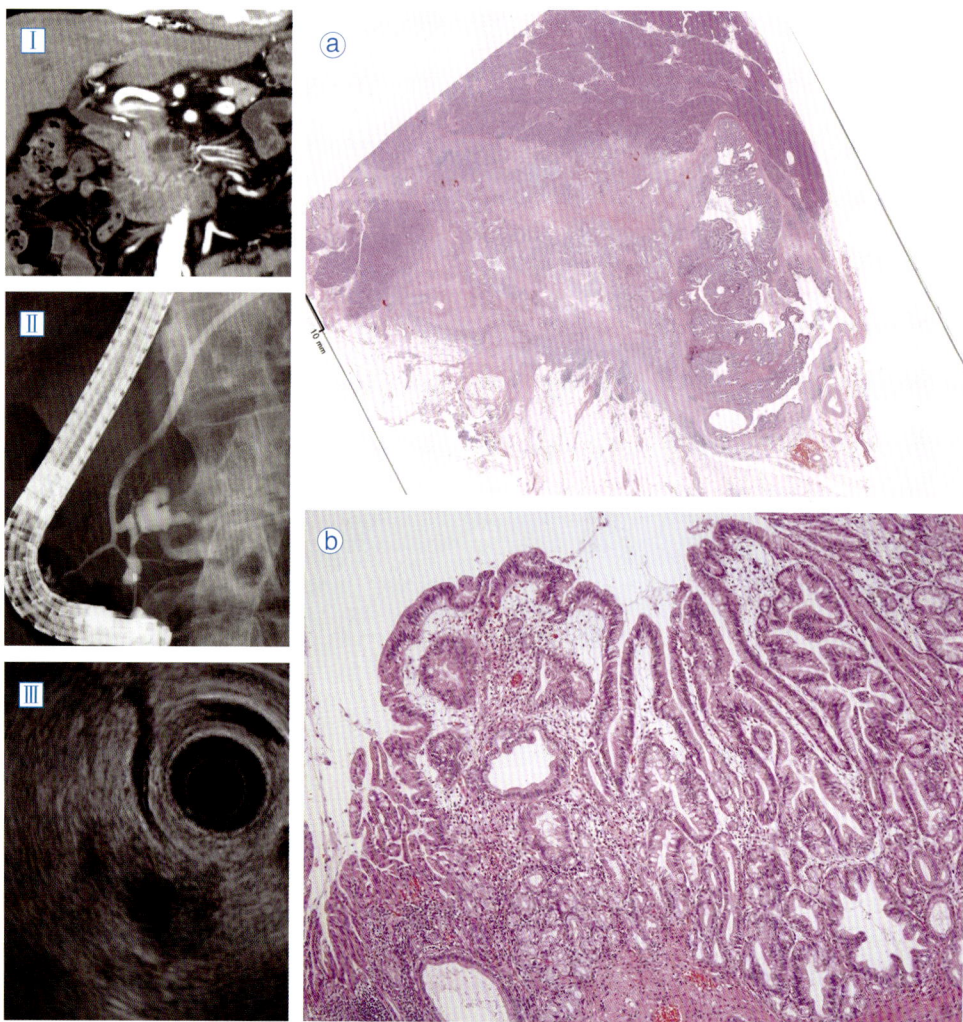

Ⅰ）CT　Ⅱ）ERCP　Ⅲ）EUS
a）HE 染色（切片整体像）　b）HE 染色（低倍放大）

临床医生的疑问

❶ 请教一下怎样进行恶性度的评判。

病理医生的态度

■ 这样解读病理像

- 切片上有既存的腺泡组织（ⓐ○），纤维成分多的癌的浸润灶（ⓐ◌），扩张的胰管及向腔内乳头状增殖的病变。
- 扩张的胰管内的乳头状病变，其乳头结构不规整，乳头的前端多为圆形（ⓑ）。上皮是由带有黏液的圆柱状细胞组成的，类似于胃腺窝上皮的形态（ⓑ）。
- 可见与胰管内肿瘤部相连的浸润癌像，局部可见移行带（ⓐ*）。
- 浸润癌是带有明亮胞体的管状腺癌，周围的纤维增生很明显（ⓐ*）。

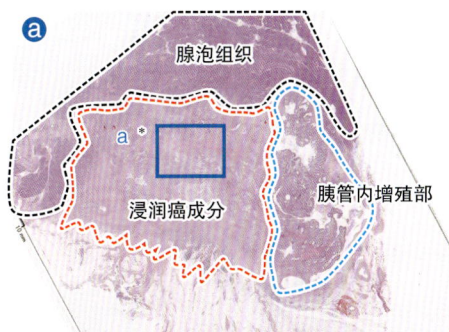

腺泡组织

浸润癌成分

胰管内增殖部

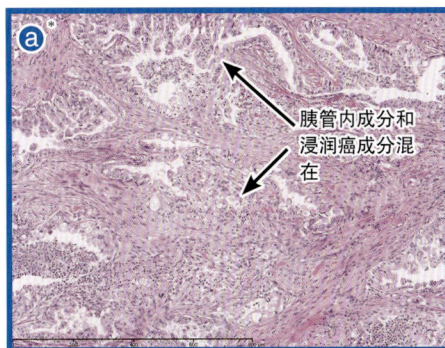

胰管内成分和浸润癌成分混在

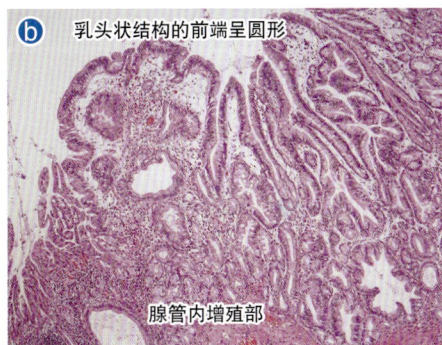

乳头状结构的前端呈圆形

腺管内增殖部

■ 病理诊断

病理诊断 胰管内乳头状黏液性肿瘤 + 浸润癌（WHO分类：intraductal papillary mucinous neoplasm（IPMN）with an associated invasive carcinoma）。

鉴别诊断

- **浸润性胰腺导管腺癌（普通型胰腺导管腺癌）：** 尽管在浸润性胰管癌的周围有扩张的胰管并不罕见，但胰管内的肿瘤是否是作为肿瘤单独存在很重要。
- **胰管内管状乳头状肿瘤（ITPN）：** 是采用WHO分类 2010[1] 的肿瘤，成为缺乏黏液产生，表现为乳头/管状结构（管状成分较多）的结节状病变。组织异型性高，多伴有坏死。

+α知识

表　胰管内乳头状黏液性肿瘤（IPMN）的组织异型度及名称的比较❶

WHO分类 第4版（2010年）		胰腺癌诊疗规范 第6版（2009年）		
IPMN	带有低度不典型增生	IPMN	IPMA	轻度异型
	带有中度不典型增生			中度异型
	带有重度不典型增生			重度异型
			IPMC	非浸润
IPMN+ 浸润癌				微小浸润
				浸润

<参考文献>
[1] WHO Classification of Tumours of the Digestive System 4th Edition, IARC Press, Lyons France, 2010.

IPMA（intraductal papillary mucinous adenoma），IPMC（intraductal papillary mucinous carcinoma）

重要提示 胰管内肿瘤重要的是判断组织异型度和有无胰管外浸润。

8 女性的胰尾部可见直径 3cm 大的囊性病变

黏液性囊性肿瘤（MCN）

病例 37 岁女性。因体检时行腹部超声发现胰尾部 3cm 大的囊性病变而来我院。胰尾部的囊泡是有较厚的被膜，带有较厚间隔的多囊性囊泡，EUS 显示 cyst–in–cyst 的形态。行胰尾部切除术。

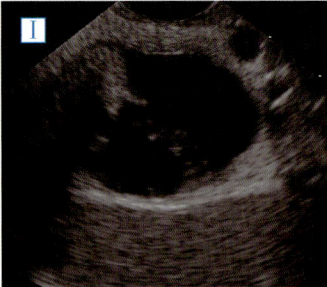

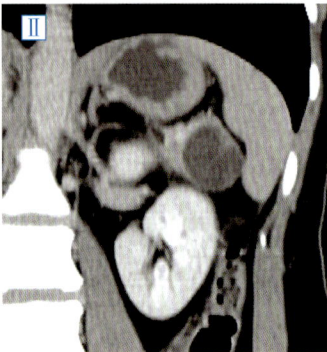

Ⅰ）US
Ⅱ）CT
a）HE 染色（切片整体像）
b）HE 染色（中倍放大）

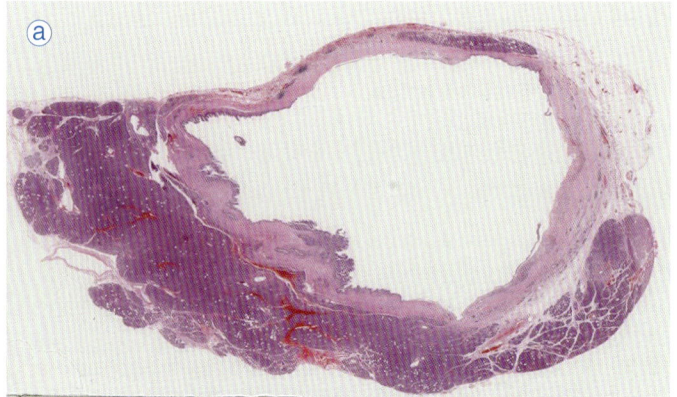

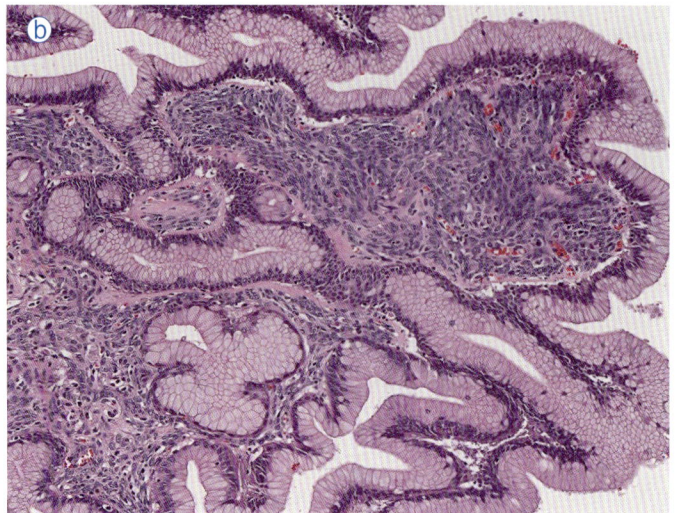

临床医生的疑问

❶ 请教一下与胰管内肿瘤的不同。
❷ 卵巢样间质是什么？

病理医生的态度

■ 这样解读病理像

- 是单房性的囊性病变，有厚壁（**a**）。
- 囊肿的内腔面有轻度的凹凸不平，局部有怀疑上皮增生的浓染色调区域（**a** **a**[*]）。
- 把这个地方放大观察，可见圆柱状的肿瘤细胞呈腺管样排列，整体上呈轻度乳头状增生（**b**）。
- 紧贴着上皮下的间质由细胞密度高的间叶性组织组成。这称作**卵巢样间质**（ovarian-type stroma）（**b**■）。
- 免疫组织化学（卵巢样间质）：ER（+），PR（+）（参考下面的 +α 知识）。

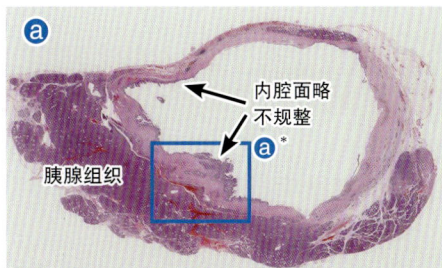

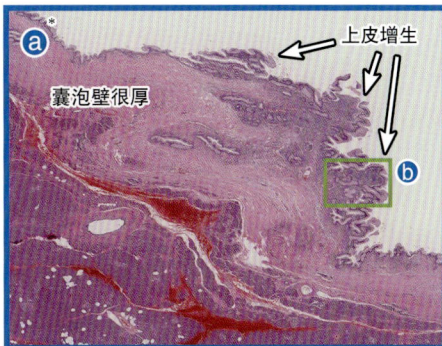

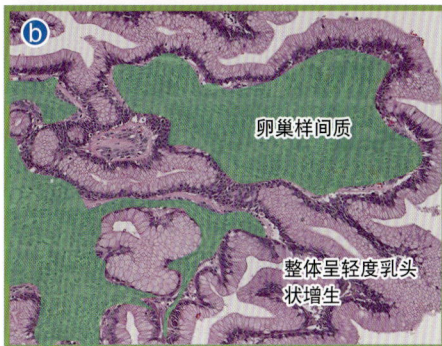

■ 病理诊断

病理诊断 黏液性囊腺瘤（黏液性囊性肿瘤）[mucinous cystadenoma（mucinous cystic neoplasm，MCN）]

鉴别诊断 胰管内乳头状黏液性肿瘤（IPMN）（分支型）

表 MCN 与 IPMN（分支型）的区别❶

	MCN	IPMN（分支型）
性别	男性 << 女性	男性 > 女性
好发年龄	中年	高龄
部位	尾部	头部 > 体尾部
囊泡形态	囊泡内有小囊泡形成（cyst-in cyst）	多房性（葡萄状）
囊泡壁	厚	薄
与胰管的交通	− / +	+
卵巢样间质	+	−

+α知识

- **卵巢样间质❷**：MCN 的上皮下间质由于纺锤形细胞比较密集增生，看上去像卵巢的间质，所以称为卵巢样间质。此外，在纺锤形细胞中还混有散在的小型类圆形略带嗜酸性胞体的、类似卵巢的门细胞的细胞集团，称为黄素化细胞（luteinized cells）。
- 免疫组织化学染色，纺锤形细胞的平滑肌 actin（αSMA）阳性，纺锤形细胞的核内黄体酮受体（PR，60% ~90%）、雌激素受体（ER，30%）阳性。上述的黄素化细胞（luteinized cells）的 α-inhibin（90%）阳性。

重要提示 在胰管内肿瘤的鉴别中，与胰管的连续性及卵巢样间质的有无很重要。

内腔面略不规整

胰腺组织

a[*]

上皮增生

囊泡壁很厚

卵巢样间质

整体呈轻度乳头状增生

9 高龄男性的下部胆管狭窄性病变

淋巴浆细胞性硬化性胰腺炎（LPSP）：Ⅰ型自身免疫性胰腺炎

病例 71 岁男性。出现上腹部疼痛，到当地医院就诊。采血发现肝功能异常，为进一步检查来我院。T-bil 3.13。PTCD 造影怀疑下部胆管癌行胰十二指肠切除术。

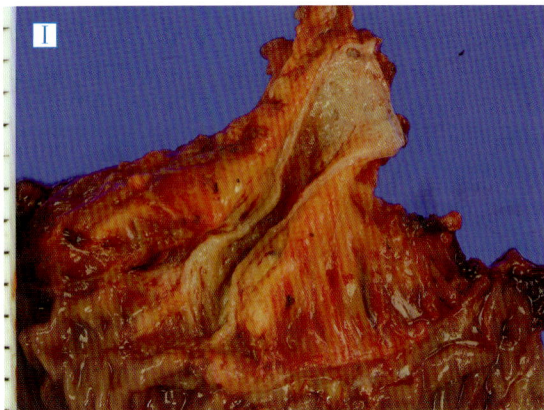

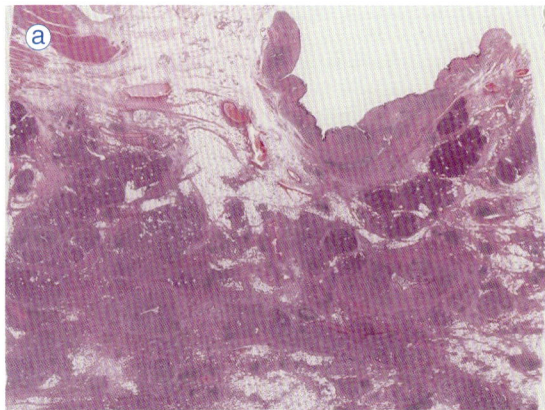

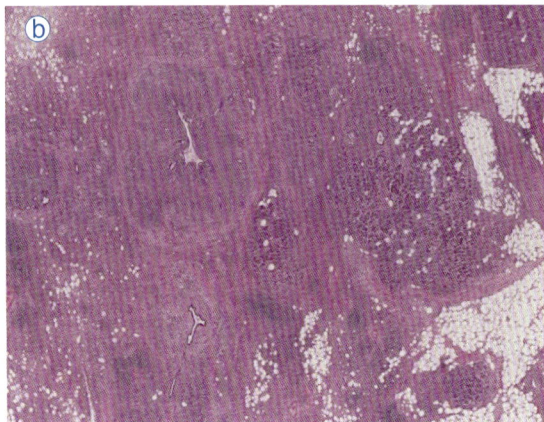

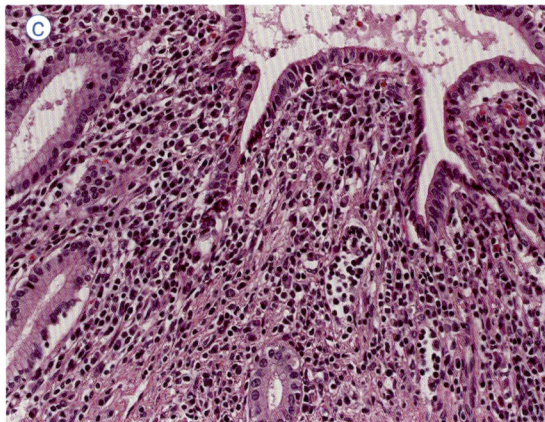

Ⅰ）切除标本（肉眼像）

a）HE 染色（切片整体像）　b）HE 染色（低倍放大）　c）HE 染色（高倍放大）

临床医生的疑问

❶ 请教一下浸润细胞的特征。

❷ 请教一下自身免疫性胰腺炎的病理学诊断标准。

■ 这样解读病理像

- 在切片整体像上，胰腺组织含有胆总管的断面（ⓐ）。既存的胰腺组织萎缩（ⓐ ◌），而且有炎症细胞增大的集聚巢（ⓐ）。
- 低倍放大下，浸润细胞在胰管周围明显可见，在周边不规则扩展到胰腺周围脂肪组织附近（ⓑ*）。
- 高倍放大下，胰管周围虽然可见密集的淋巴细胞，以浆细胞为主体的炎症细胞浸润，但胰管上皮自身没有被破坏，也缺乏再生性变化。
- 浸润细胞是淋巴细胞及浆细胞，中性粒细胞基本看不到❶（ⓒ）。
- 病灶内可见**闭塞性静脉炎**的表现（ⓓ）。
- 免疫组织化学：IgG4（多在浸润的浆细胞内阳性，❶ⓔ）。

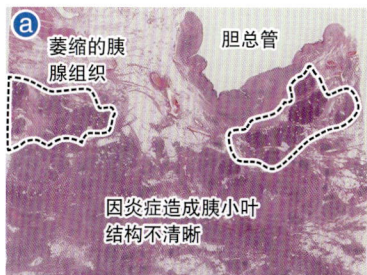

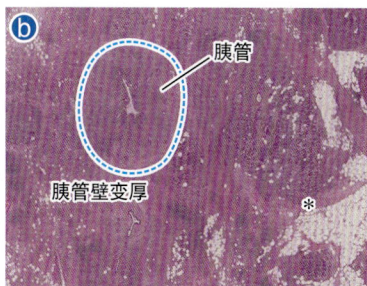

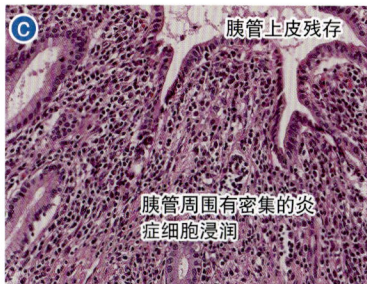

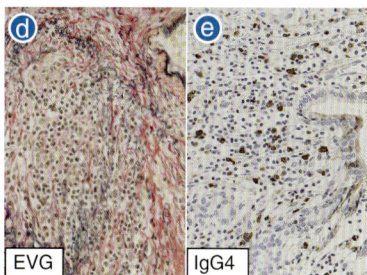

ⓐ 萎缩的胰腺组织　胆总管　因炎症造成胰小叶结构不清晰

ⓑ 胰管　胰管壁变厚　＊

ⓒ 胰管上皮残存　胰管周围有密集的炎症细胞浸润

■ 病理诊断

病理诊断 自身免疫性胰腺炎［autoimmune pancreatitis，lymphoplasmacytic sclerosing pancreatitis（LPSP）］。

鉴别诊断

- **纤维增生显著的胰腺导管腺癌**：当然是由有无癌细胞巢决定的。由于存在 IgG4 阳性浆细胞浸润明显的胰腺导管腺癌，所以要加以注意。
- **慢性胰腺炎**：一般酒精性或闭塞性的慢性胰腺炎看不到细胞密度高的间质及淋巴细胞、浆细胞浸润。

+α知识

- 在日本所说的自身免疫性胰腺炎基本上是病理学上表现为 LPSP 特征的（AIP1 型）。国际上也有把以中性粒细胞的胰管侵入为特征的作为自身免疫性胰腺炎的报道（AIP2 型）。
- 《自身免疫性胰腺炎临床诊断标准 2011》中的病理学诊断标准：❷
  1）高度的淋巴细胞、浆细胞的浸润和纤维化。
  2）高倍放大每一个视野中超过 10 个 IgG4 阳性浆细胞浸润。
  3）席纹状纤维化（storiform fibrosis）。
  4）闭塞性静脉炎（obliterative phlebitis）。

以上满足 3 个条件的可以做出病理学确诊。

ⓓ EVG　ⓔ IgG4

重要提示 淋巴细胞、浆细胞浸润明显的胰腺炎要进行 IgG4 的免疫组织化学染色。

编者简介

福嶋 敬宜 (ふくしま のりよし)

1990 年宮崎医科大学卒業. 関東逓信病院 (現 NTT 東日本関東病院) レジデント, 国立がんセンター中央病院医員などを経て, 米国ジョンズ・ホプキンス大学研究員. 帰国後, 東京大学大学院准教授を経て, 2009 年 9 月から自治医科大学医学部病理学教授, 同附属病院病理診断部部長. 病理専門医, 細胞診専門医. WHO 消化器腫瘍分類第 4 版作成委員. 著書に, 『臨床に活かす病理診断学 消化管・肝胆膵編 (第 2 版)』(編著, 医学書院, 2011), 『その「がん宣告」を疑え – 病理医だから見分けるグレーゾーン』(講談社, 2010), ほかがある. 病理と基礎研究, 病理と臨床そして病理と患者をつないでいくことで, 医療の質向上に貢献していくことを目指している.

太田 雅弘 (おおた まさひろ)

1991 年 3 月信州大学卒業. 関東逓信病院 (現 NTT 東日本関東病院) にて内科各科を計 2 年, 三次救急の院外研修と病理の院内ローテートを含む消化器内科を計 3 年研修. 自治医科大学附属大宮医療センター (現さいたま医療センター) 病理部に助手として 8 年務め, 病理専門医を取得. 浅草寺病院内科に 1 年勤務. 四谷メディカルキューブ内視鏡センターに 4 年勤務. 2009 年 4 月から台東区立台東病院総合診療科に勤務.

山本 博徳 (やまもと ひろのり)

1984 年自治医科大学卒業. その後約 11 年間は出身県の高知県に戻り, 地域医療に従事 (内 3 年間は ECFMG を取得しアメリカ臨床留学). 1995 年から母校の自治医科大学に戻り, 教員となる. 1999 年 6 月医学博士号取得. 2007 年 6 月より自治医科大学教授. 2009 年 4 月からシンガポール国立大学外科 客員教授を兼任. 現在, 自治医科大学附属病院消化器センター及び光学医療センター センター長. ダブルバルーン内視鏡 (DBE), ヒアルロン酸ナトリウムを用いた内視鏡的粘膜下層剥離術 (ESD) を開発し, それら手技の普及のため, 日本各地・世界各国で講演や実技指導を行っている.